감각의 정원
Sensory Gardens

식물 감각을 통한 인지증 정원치유 여정

이혜숙

들어가며

2024년 8월, 무더운 여름을 지나 가을이 오던 10월까지의 석 달을 지금도 생생히 기억합니다. 사회적경제기업과 민간기업이 협력하여 사회적 가치를 창출하는 '사회적경제 SE 브릿지 공모전'의 긴 여정이 마침내 끝을 향해가고 있었습니다.

공모 주제는 '돌봄 사회로의 전환을 위한 주민 돌봄 관계망 구축'이었습니다. 다소 낯설고 어려운 주제를 두고 '정원이라는 치유적 공간과 식물을 매개로 인지증 어르신과 주민들의 돌봄 관계망을 구축해 볼 수 있지 않을까' 하는 생각과 함께, 실천적 가능성에 대한 고민이 들어 잠을 설치는 날들이 많았습니다.

영국에서 4년간의 직장 생활을 그만두고 런던의 디자인 학교에서 정원디자인을 공부하기로 한 것은 20여 년간 몸담았던 전시·컨벤션 업계를 떠나는 큰 결심이었습니다. 돌이켜보면 몸과 마음이 지칠 때마다 저는 마법에 이끌리듯 영국왕립식물원 큐(Royal Botanical Gardens, Kew)에 들어가 자연으로부터 따뜻한 위로를 받았습니다. 그 위로의 정체는 과연 무엇인지 궁금하고 알고 싶어 정원 공부를 시작했습니다.

정원 디자인을 공부하면서 영국 곳곳의 정원을 방문할 때마다 아름다운 풍경에 가슴이 먹먹해지는 순간이 많았습니다. 어떻게 지금까지 이렇게 아름다운 풍경을 놓치고 살았을까 하는 생각과 더불어 언젠가는 이 경험을 사람들과 나누겠다는 결심이 마음속에 자리 잡았습니다.

공모전 시작 석 달 전, 영국 첼시 플라워 쇼(Chelsea

Flower Show)에 다녀왔습니다. 귀국한 지 4년, 그리움이 차고 넘쳐 더이상 주체할 수 없을 때쯤 3주간의 비행기 티켓을 끊었습니다. 첼시 플라워 쇼에서 언제나 가장 눈길을 끄는 것은 Project Giving Back의 후원으로 조성된 정원들입니다. 정원을 통해 사회의 선한 이야기를 세상과 나누기 위해 설립된 Project Giving Back은 자선단체나 비영리조직이 첼시 플라워 쇼에 정원을 조성해서 그들의 미션과 사회적 메시지가 널리 알려질 수 있도록 돕습니다.

뇌졸중 환자의 회복과 재활을 위한 정원, 자폐 인식 개선을 위한 정원, 척추손상 환자와 가족, 의료진이 함께 쉬어 갈 수 있는 정원, 사랑하는 이를 떠나보낸 이들의 슬픔을 따뜻한 위로로 감싸는 정원, 그리고 인지 저하로 어려움을 겪는 이들을 위해 설계된 정원까지. 이 모든 정원은 전시가 끝난 뒤에도 실제 자선단체나 커뮤니티 공간으로 이전되어 치유와 회복의 장소로 다시 태어납니다.

포천 국립수목원에서 연구원으로 재직 시 리서치를 통해 알게 된 Maggie's 또한 아주 감동적인 사례입니다. Maggie's는 암 환자와 가족의 회복과 돌봄을 위한 비영리 지원기관으로, 유럽을 넘어 홍콩과 일본 등 아시아에서도 건축과 정원을 통한 치유 모델로 주목받고 있습니다.

이처럼 세계 곳곳에서 사회적 약자와 지역 커뮤니티를 위한 치유적 공간으로서의 정원과 식물의 힘이 입증되고 있습니다. 그렇다면 우리도 정원을 구심점으로 하는 정원치유 프로그램을 통해 감각기억을 회복하고, 서로가 다시 이어지는 돌봄 관계망을 만들 수 있지 않을까 하는 가설을 세웠습니다. 그리고 지금 여러분께서 펼친 이 책이 바로 가설을 증명하기 위한 프로젝트의 기록입니다.

 2024년 5월, 봄부터 초여름 6월까지 한 차례. 이어 가을이 무르익어 가는 9월에서 10월까지 총 두 차례에 걸쳐 정원치유 프로젝트를 진행했습니다. 부산광역시 기장군보건소 치매안심센터의 테라스 정원을 리모델링하여 인지증 어르신 10분과 열여섯 번의 만남을 통해 정원치유 활동을 함께했고, 이 모든 이야기는 예비사회적기업 '이이장'의 블로그(www.yiyijang.com/blog)에 고스란히 담겨 있습니다. 그중 하반기 8회의 이야기를 엮어 이 책으로 펴내게 되었습니다.

 정신과 의사이자 심리치료사인 '수 스튜어트 스미스'는 『정원의 쓸모』에서 정원 가꾸기를 자연의 여러 요소들이 어우러져 생명을 만들어내는 특별한 경험이라고 설명하면서 식물을 돌보는 과정은, 마음을 안정시키는 힘이 있다고 말한 적 있습니다. 그래서일까요? 어르신들께서도 "여럿이 함께 정원을 가꾸는 시간이 즐겁고 보람 있었으며 마음이 한결 편안해졌다"라고 하셨습니다. 그 변화를 함께할 수 있어 참으로 뜻깊은 시간이었습니다.

 한낱 아이디어에 불과했던 우리의 제안을 실현할 수 있도록 내민 손을 잡아주신 파트너, 부산광역시 기장군보건소 치매안심센터, 한국에자이 기업사회혁신, 그리고 창업 초기,

정원과 치매의 사회적 가치를 함께 고민해 주신 디멘시아 뉴스 황교진 국장님, 공모 과정 내내 깊은 통찰과 진심 어린 조언을 아끼지 않으신 이노소셜랩 고대권 대표님, 정원치유 프로그램 설계를 지원해 주신 사회혁신연구원 관계자 여러분께도 감사의 마음을 전합니다. 무엇보다 함께 걸어준 우리 팀, 규리 디자이너, 모모 선생님, 바쁜 일정 속에서도 매회 정성으로 프로그램을 준비하고 어르신들과 교감해 주셔서 고맙습니다.

    2024년 11월, 공모전 기금 전달식 발표 자료를 준비하면서 애정하는 BBC Gardener's World 프로그램을 보고 있었습니다. 때마침 방송에는 자연의 치유력을 직접 경험한 한 일반의가 출연해, 그 경험을 사람들과 나누고 싶어 자신의 환자들에게 가드닝을 처방하고 있으며 이러한 비약물적 사회적 처방(Social Prescribing)이 1차 의료 시스템과 더욱 긴밀히 연계되어 많은 사람들이 자연에서 치유되기를 희망한다고 전합니다.

    저희 또한 올해의 경험을 마중물 삼아, 정원치유의 부산지역사회서비스로 등록을 추진하여 지역사회로 확산을 꾀하고자 합니다. 이 여정을 향한 우리의 작은 발걸음에 따뜻한 응원을 보내주시길 바랍니다.

    감사합니다.

이혜숙
2025년 11월

목차

방학 끝,
어르신들과 다시 뭉쳤습니다!   11

화자 어르신 "가장 즐거운 날!"
춘희 어르신 "자랑스럽다!"   33

화관을 쓴
미스 코리아와 미스터 코리아   53

정원은 오늘 보랏빛   69

어르신들의 매직핸드,
돋보기로 보면 더 예쁘다   85

정원에 손님이 오셨어요   99

가을 색과 향기로 물든 정원   119

열여섯 번째 만남,
그리고 새로운 시작   135

방학 끝,
어르신들과 다시 뭉쳤습니다!

1회기(2025년 9월 1일)

2025년 9월 1일, 저희는 두 달의 긴 여름방학을 끝내고 여기 '부산광역시 기장군보건소 치매안심센터'에 위치한 치유정원에서 어르신들과 다시 뭉쳤습니다. 늦여름부터 가을까지 여덟 차례에 걸쳐 하반기 정원치유 프로그램을 진행했습니다.

    수업 첫날, 아직은 후텁지근한 날씨가 이어졌고 일기예보대로 아침부터 비가 부슬부슬 왔지요. 오전 9시 30분이 가까워지니 어르신들이 하나둘 모여듭니다. 가장 먼저 누가 오셨을까요? 바로 종세 어르신과 정순 어르신입니다. 두 분은 저를 보자마자 건강하게 다시 만난 기쁨으로 따스한 포옹을 청하셨어요. 어르신들의 트레이드 마크와도 같은 따스한 포옹, 참으로 감사했습니다.

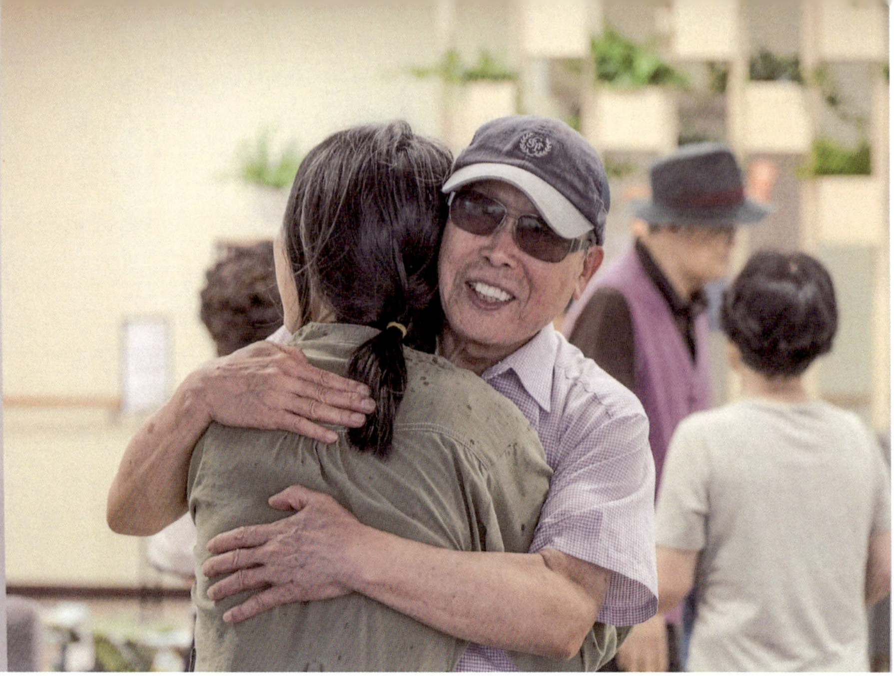

종세 어르신의 따스한 포옹

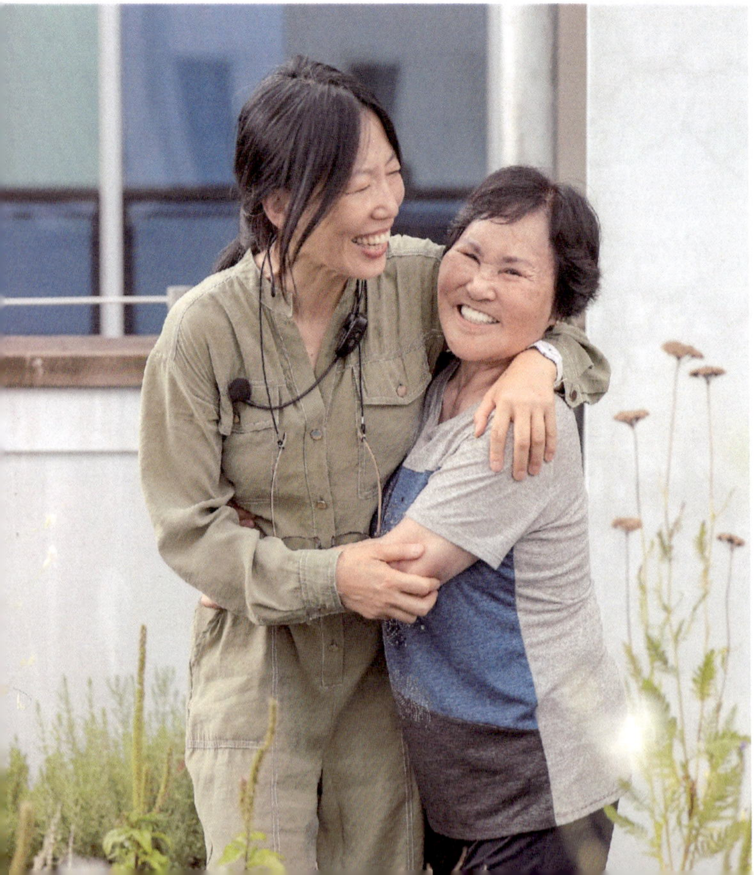

정순 어르신의 숨이 멎을 듯한 허리 포옹

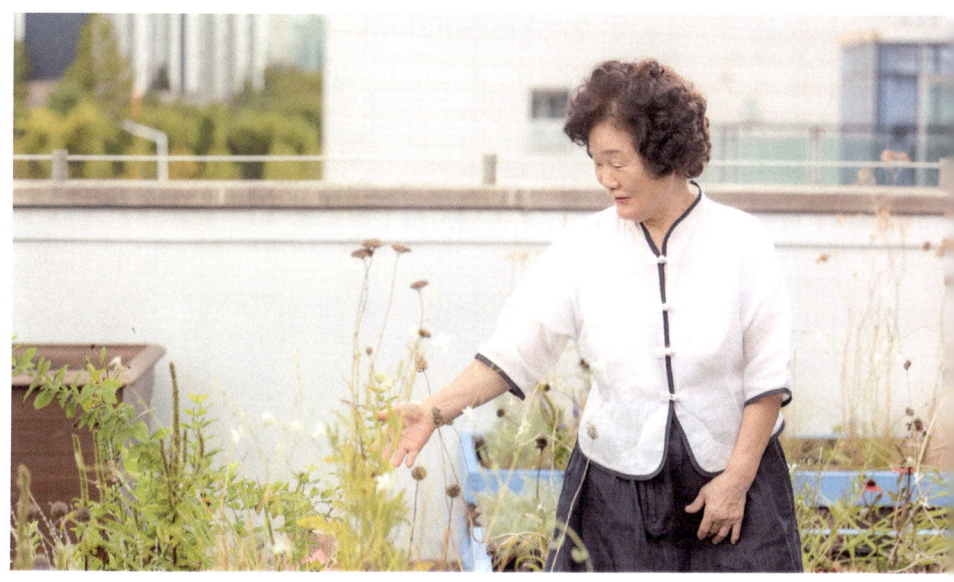

화자 어르신의 화사한 정원 산책

　　한편 시원하게 모시 한복을 입고 오신 화자 어르신은 인사를 나누자마자 정원으로 발길을 옮기시더니 식물을 손으로 쓰다듬어 봅니다. "꽃이 많이 살아있네. 더운 여름에 죽었을 거라 생각했는데…"라는 말과 함께요.
　　이 정원에는 한여름의 뜨거운 햇살을 잘 견디면서도 어르신들의 인지 건강에 도움이 되는 감각 자극 식물을 선별하여 식재하였습니다.
　　특히 성게를 닮은 에키나시아의 뾰족하게 돌출된 꽃 중심부를 손끝으로 살짝 만지거나 눌러보며 감각을 자극할 수 있는데요, 이러한 경험은 무뎌진 감각을 깨우는 동시에 식물을 더 세심하게 관찰할 수 있는 계기가 됩니다.

상반기 프로그램에서 미자 어르신은 에키나시아 꽃 중심부에 왕관처럼 쓰인 노란 띠무늬 즉 꽃가루를 발견하고 신기해하기도 하셨죠.

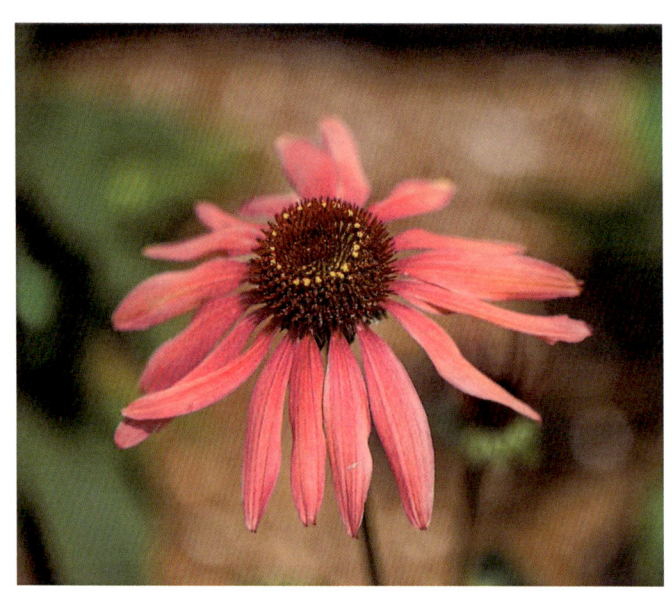

에키나시아 노란 띠 무늬, 꽃가루

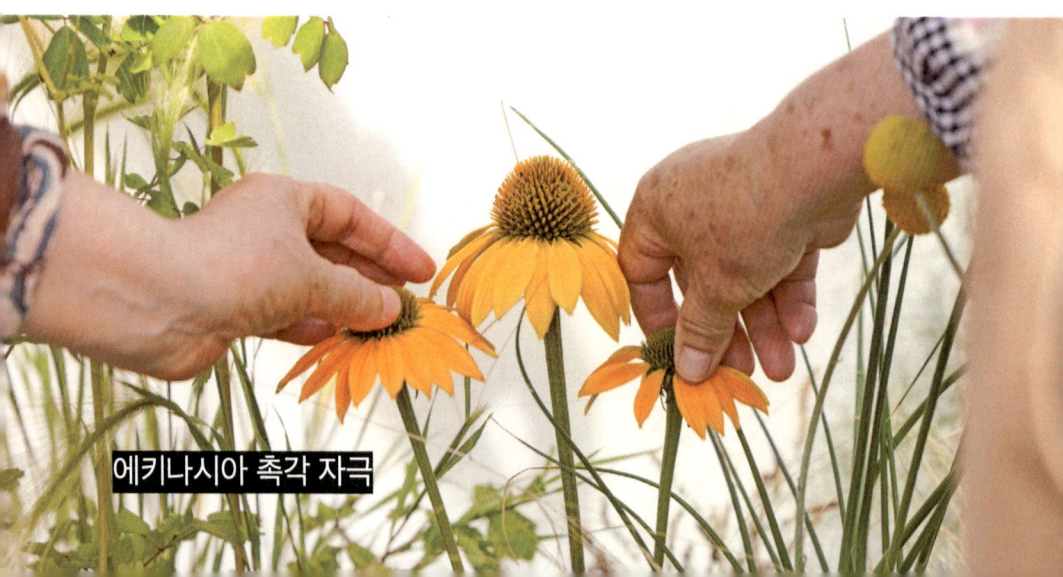

에키나시아 촉각 자극

프로그램에 참여하시는 어르신 모두가 모여 앉자, 다들 몸에 밴 습관처럼 「정원사의 추억 일기장」을 펼쳐 듭니다. 약속이나 한 듯 다들 지난 상반기(5월~6월) 여덟 번의 정원치유 프로그램 기록을 읽기 시작했어요. 어르신들이 직접 쓴 글과 사진을 눈으로 훑으며 잠시 고요한 순간이 지나갑니다.

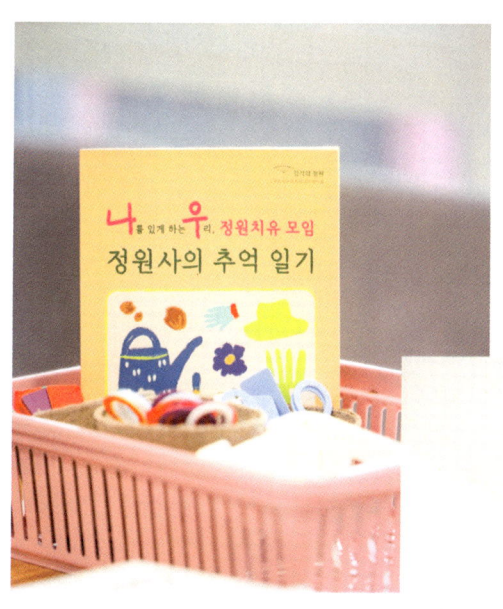

어르신들의
정원치유 일기장

지난 글을 읽으며
어떤 회상에 잠기셨을까요?

기존에는 여름방학 동안 무성해진 화단 정리를 함께 해 보려 했지만, 아쉽게도 당일 비가 많이 내려 정원 활동은 다음 주로 미루게 되었습니다. 꼭 화단 정리가 아니더라도 정원에 심겨져 있는 식물을 활용하여 실내에서 할 수 있는 다양한 유희 활동들이 있으니 문제는 없었습니다.

그중 하나로, 얼마 뒤 개최될 '치매 극복의 날' 행사에 전시할 어르신들의 작품을 한번 만들어 보기로 했습니다. 식물의 꽃과 잎을 잘라 잉크를 묻힌 후, 종이에 찍어내는 작업이지요. 일종의 '식물 잉크 세밀화'라고나 할까요?

잉크 세밀화를 식재한 식물과 비교해 가며 식물 이름을 매칭시키거나, 잉크 세밀화를 보고 손그림을 그려보는 것도 흥미로운 작업입니다. 맨눈으로 관찰하기 힘든, 혹은 무심히 지나쳤던 꽃과 잎의 점, 선, 면의 음영이 잉크로 더 또렷해지니 시각적인 기쁨은 상상 그 이상이죠. 식물 잉크 세밀화는 다음과 같은 과정으로 진행했습니다.

정원식물 소재를 활용한 유희 활동
: '식물 잉크 세밀화' 만들기

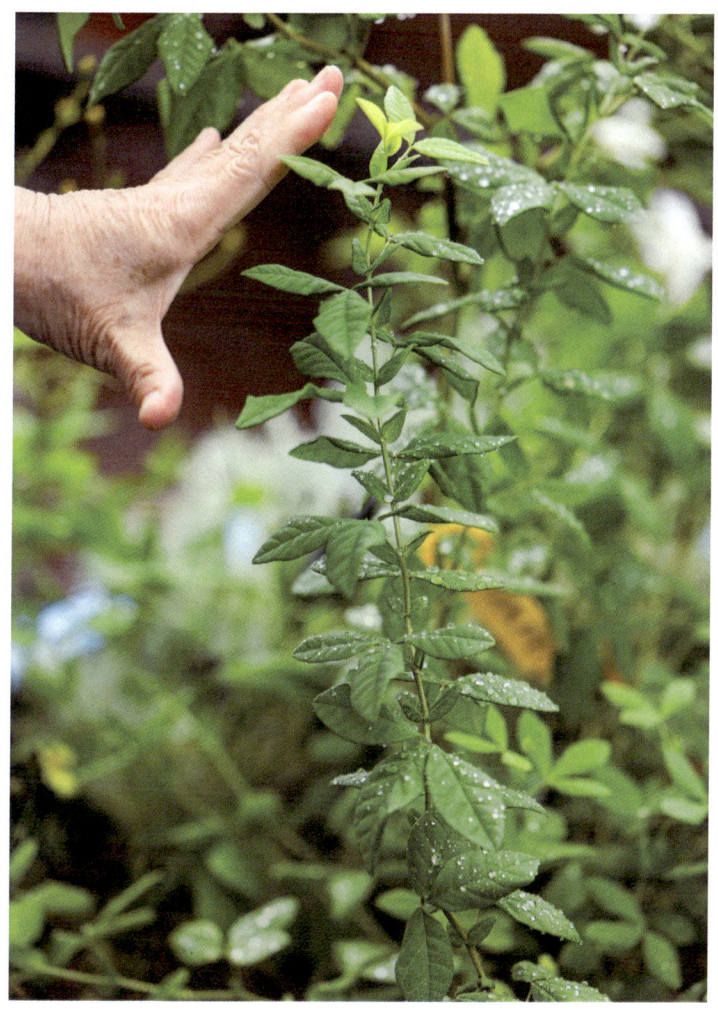

1. 전정가위를 이용해 마음에 드는 식물을 한 뼘 길이로 자릅니다.

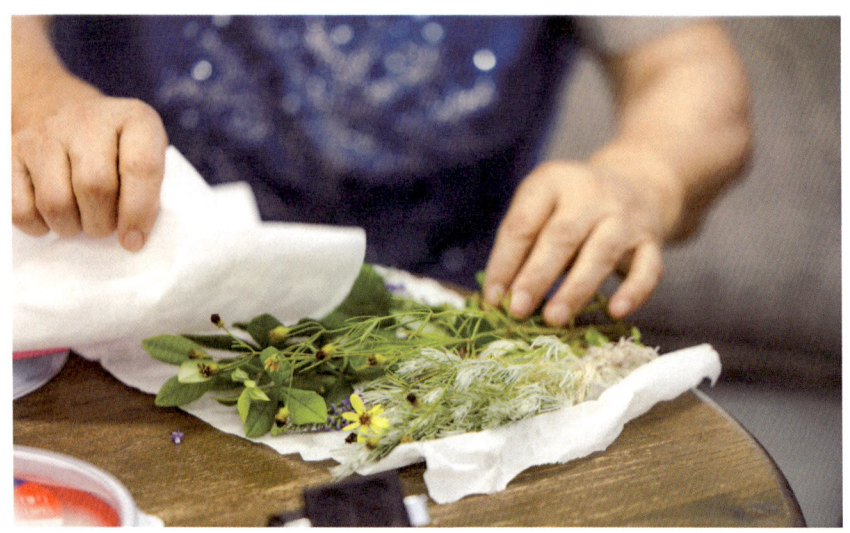

2. 티슈로 식물 겉면의 물기를 닦습니다.

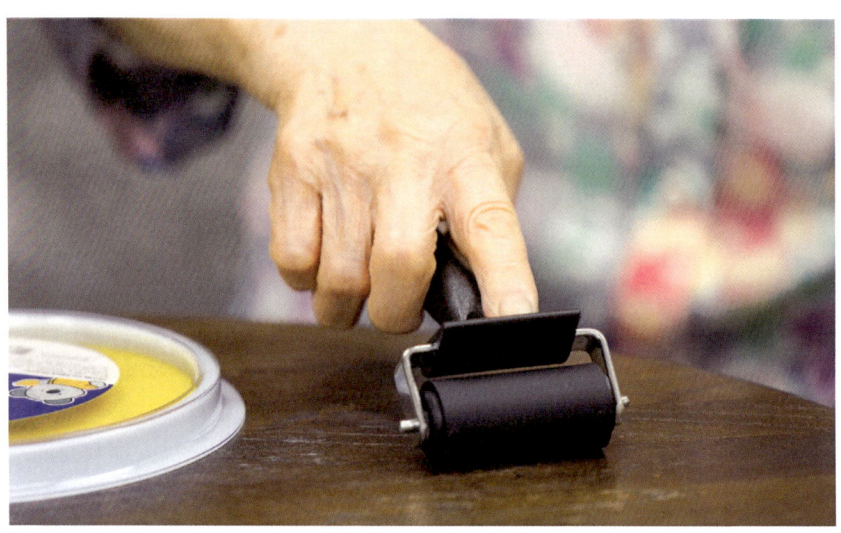

3. 롤러를 손에 쥐고 각자 롤링 연습을 해봅니다.
   집게손가락을 롤러에 대고 꾹꾹 눌러야 식물에 잉크가
   제대로 묻어 모양이 선명하게 드러납니다.

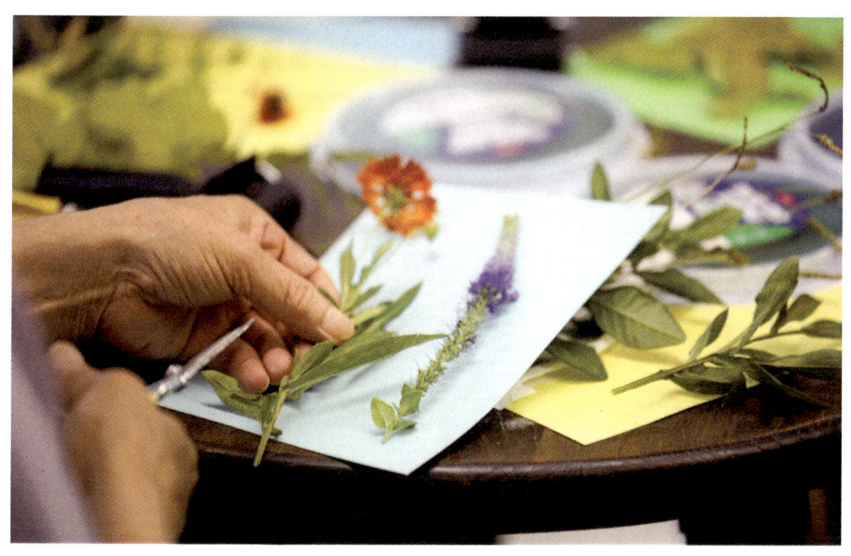

4. 종이 위에 어떻게 배치할지 구상해 봅니다.

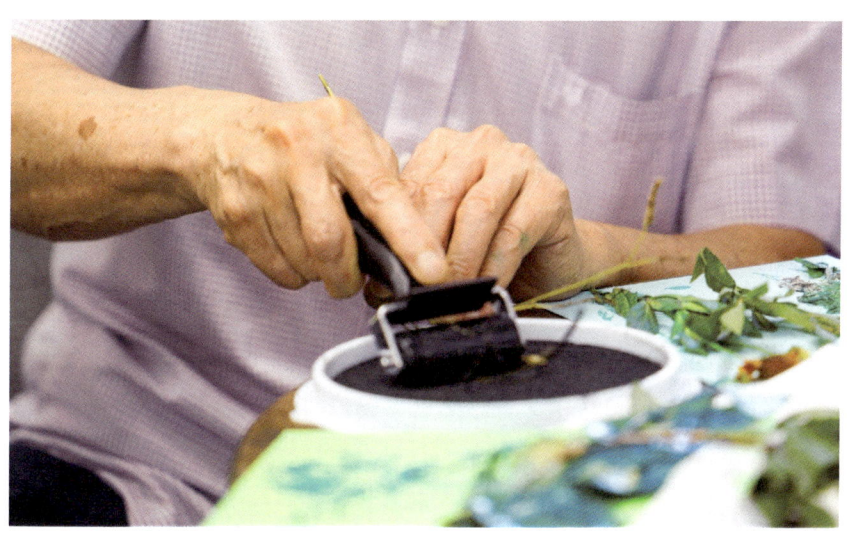

5. 잉크가 식물에 잘 묻도록 아래위로, 앞뒤로 여러 번 문지릅니다.

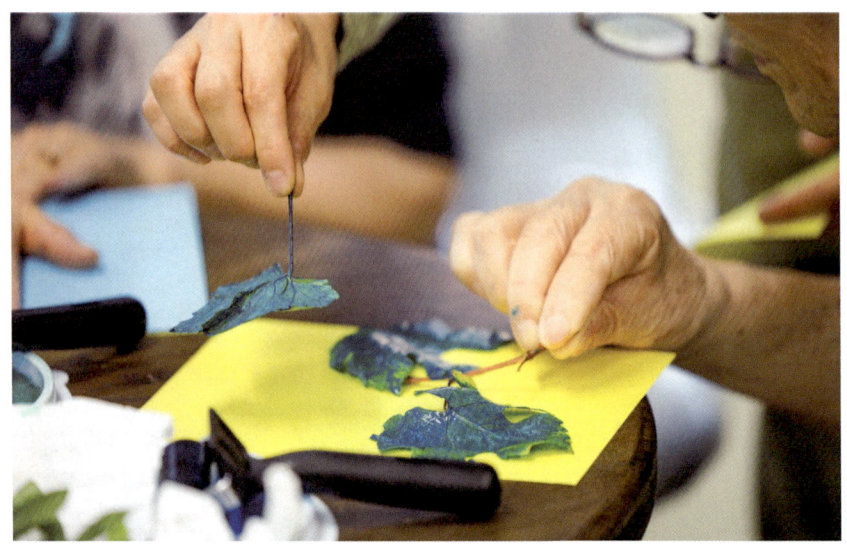

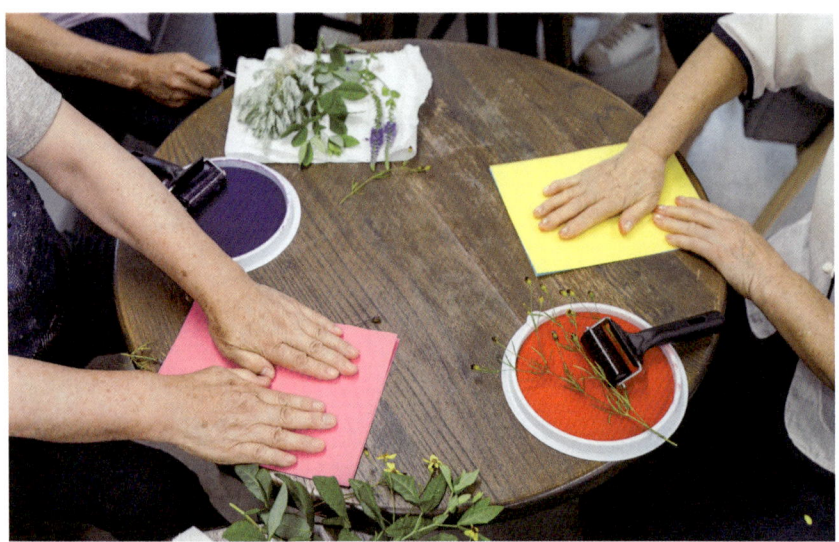

6. 잉크가 묻은 식물을 종이에 배치한 후 다른 종이로 덮습니다.
   잉크가 종이에 잘 묻도록 손바닥으로 골고루 문지릅니다.

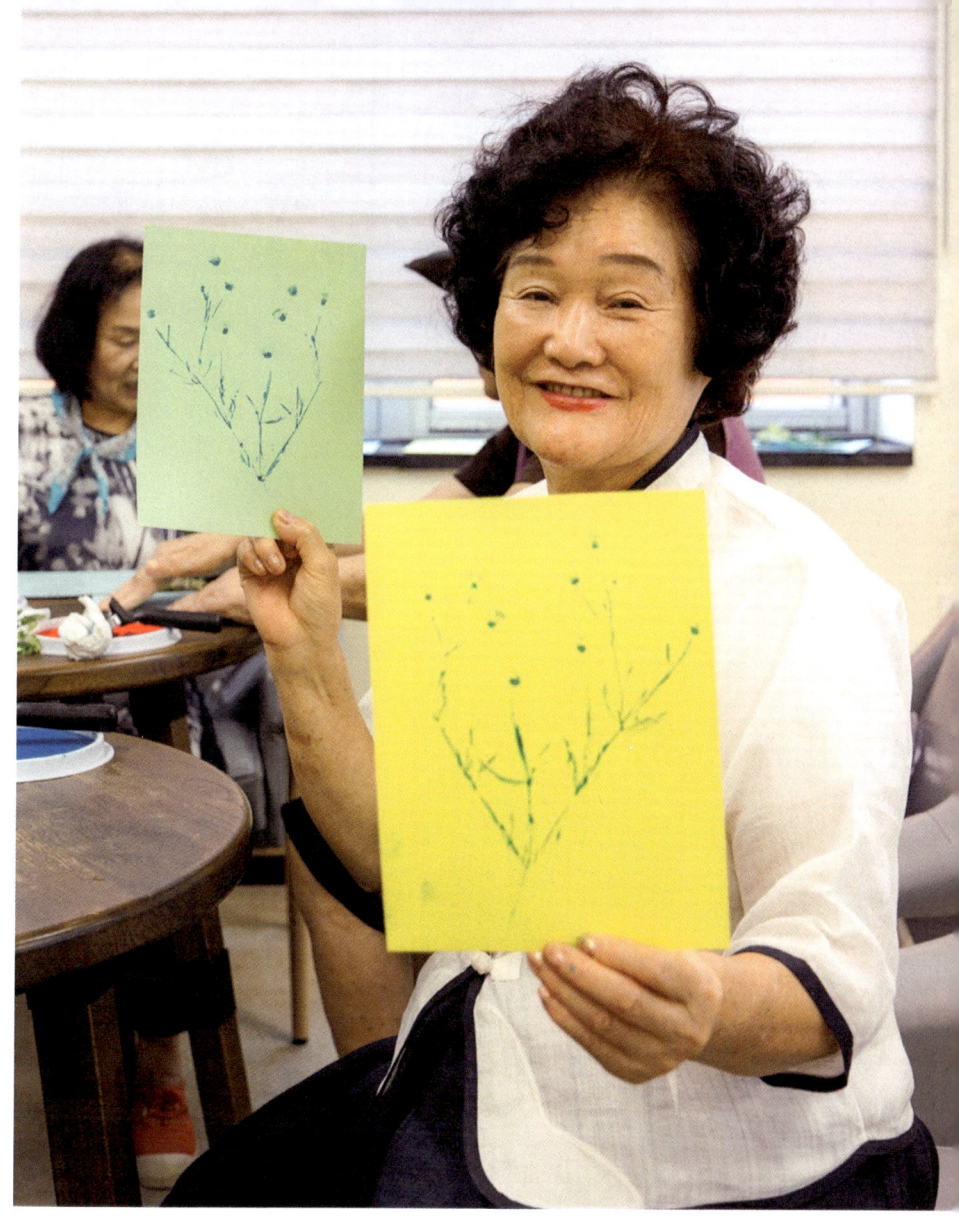

7. 잠시 후 종이를 열어보면 멋진 작품이 완성되죠.
   같은 식물이지만 다른 느낌의 작품 두 개가 완성되었습니다.
   완성된 작품은 잉크가 마를 때까지 안전하게 보관합니다.

8. 식물 이름을
   세밀화 종이에 적으면서
   식물과 다시 한번
   매칭해서 기억해 볼까요?

은쑥

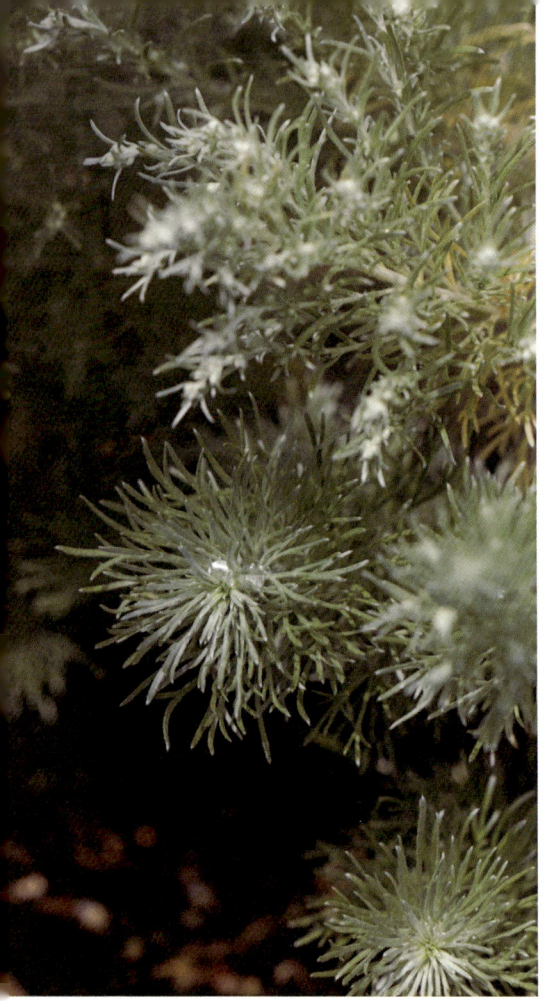

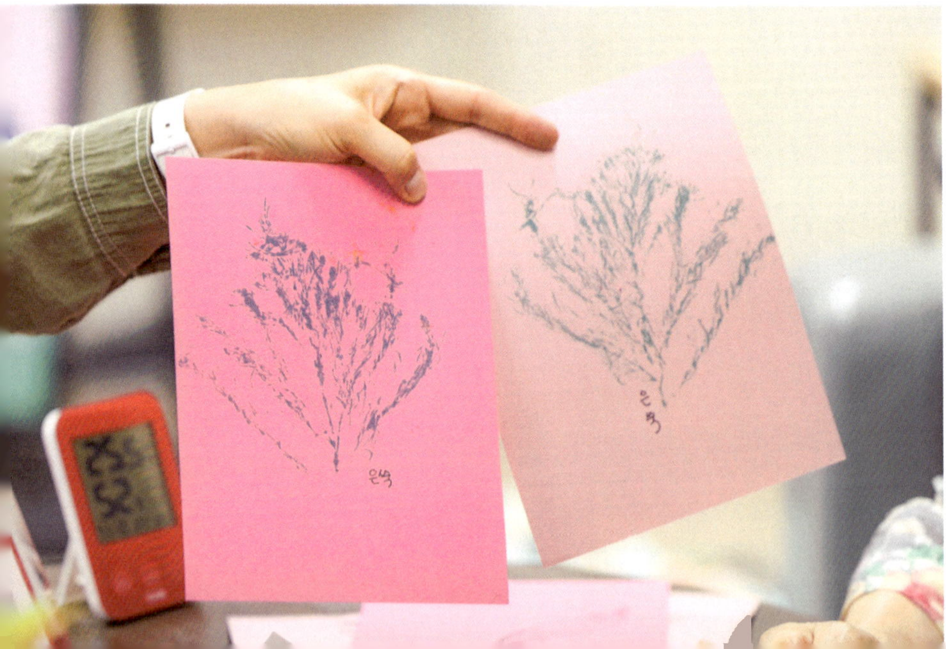

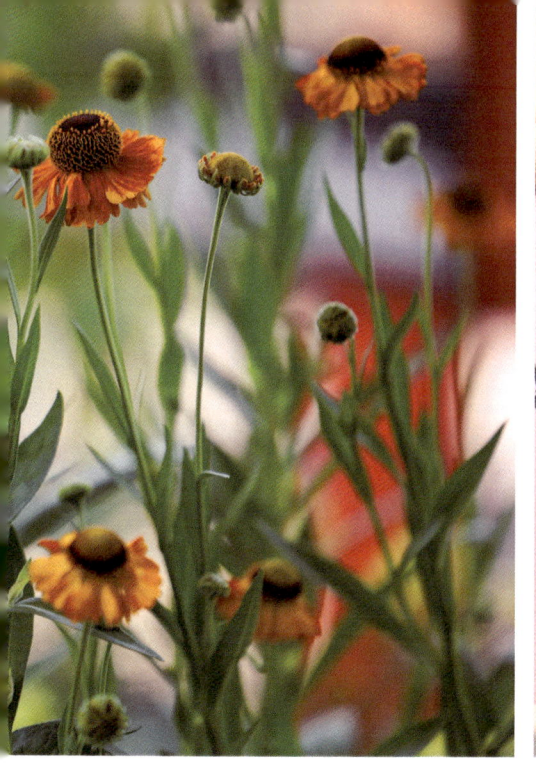
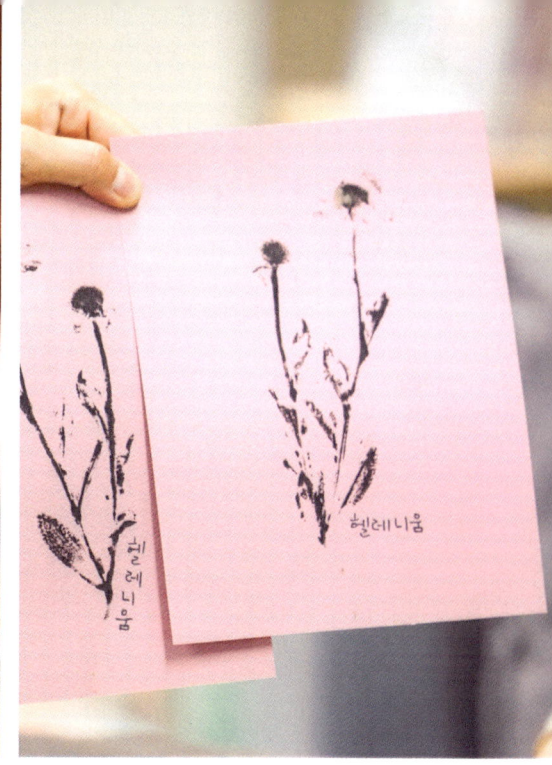

헬레니움(위)과 산머루(아래)

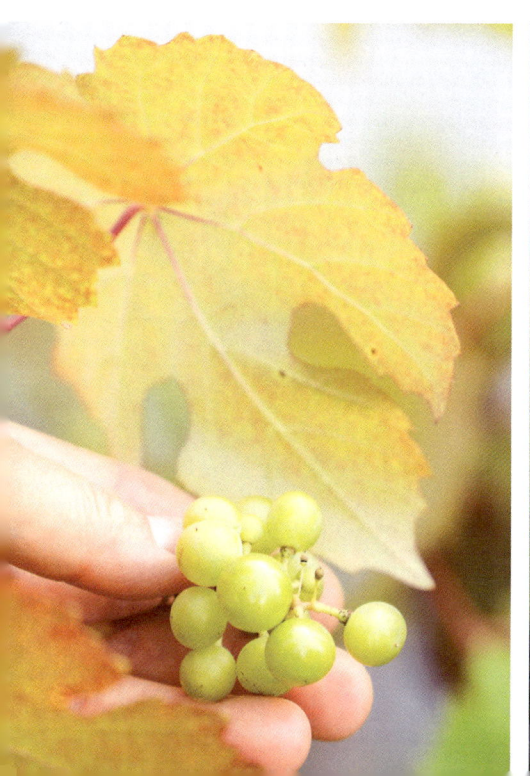

지난 5월, 어르신들과의 첫 만남처럼 설레고 긴장되는 하루였지만, 무사히 재미있게 잘 끝나 다행이라는 생각이 들었습니다. 과연 어르신들은 오늘 어떤 하루를 보내셨을까요? 어르신들의 일기장을 잠시 살펴보겠습니다.

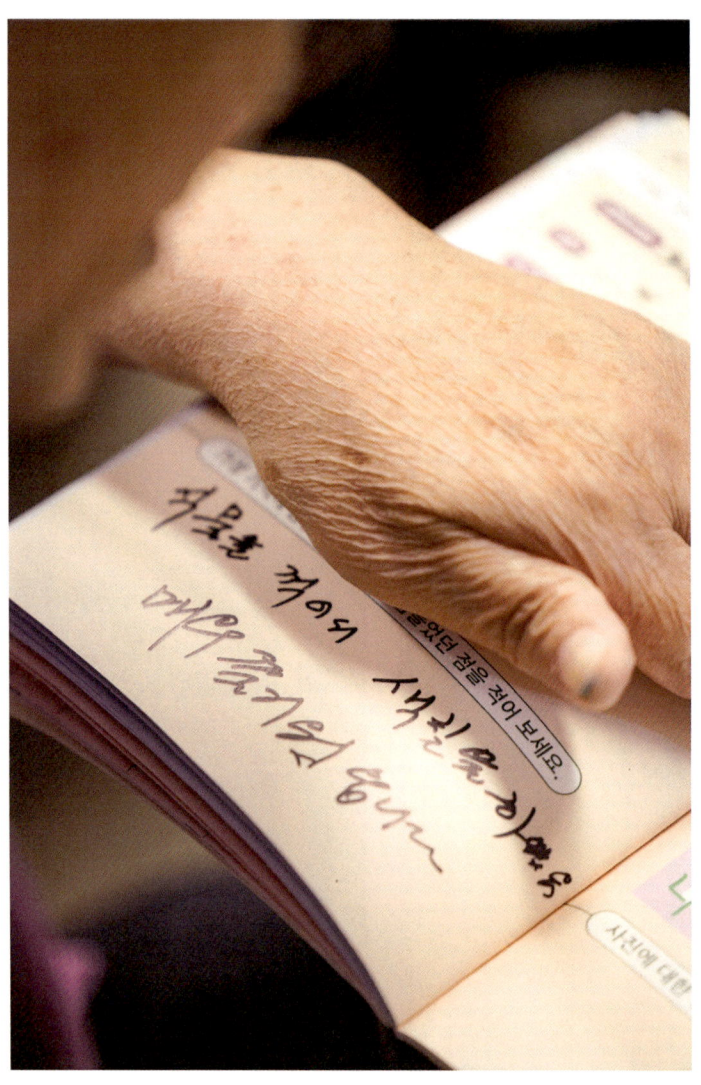

> 오늘은 참 즐거웠다. 너무나 행복하다.
> 여기 오니깐 행복하다.
> 오늘 공부는 너무 좋았다.

정원치유 활동을 하면서 떠오르는 감정과 생각을 적어 보세요.

오늘의 추억 사진을 붙여 보세요.

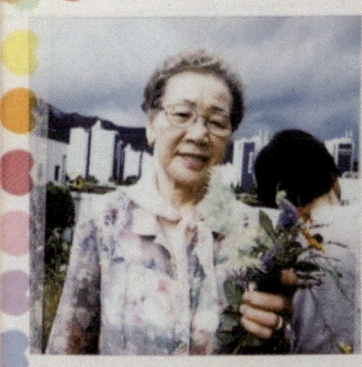
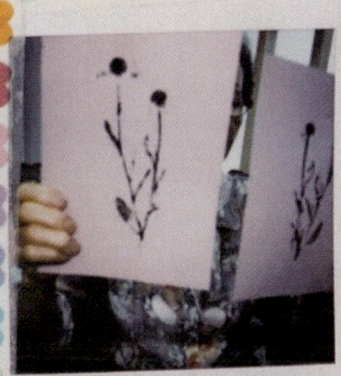

사진에 대한 생각을 자유롭게 적어보세요.

오늘을 참즐거웠다
너무나 행복하다
그러나 여기오너까 행복하였다.
오늘 공부는 너무 좋아다.

또 다른 생명의 시작, 제 2의 봄

가을_⑨회기　　　　　　　나우 정원치유 모임

날짜(요일) 9월 /일　　장소 치유정원　　시간 ___
날씨 낯씨 29.5도　　온도 ___　　습도 ___
주 선생님 이름 이혜옥　　보조 선생님 이름 모모

오늘은 어떤 정원치유 활동을 했는지 적어 보세요.

보다　냄새 맡다　맛을 보다　듣다　감촉을 느끼다

가장 기억에 남는 활동과 가장 힘들었던 점을 적어 보세요.

오늘은 만나서 저웊 씁니다
해복해 씁니다

정원치유 활동을 하면서 떠오르는 감정과 생각을 적어 보세요.

올해간 만 만나서 만겁 습니다

오늘의 추억 사진을 붙여 보세요.

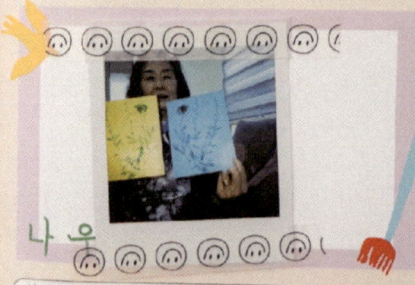

사진에 대한 생각을 자유롭게 적어보세요.

> 오늘 만나서 좋았습니다. 행복했습니다.
> 오래간만에 만나서 반갑습니다.

또 다른 생명의 시작, 제 2의 봄

가을_⑨회기　　　　　　　나우 정원치유 모임

날짜(요일) 9월/8일 화요일 비　　장소 치유공원　　시간 10:15
날씨 흐림 비　　온도 26도　　습도 41°
주 선생님 이름 이혜옥　　보조 선생님 이름 모오

오늘은 어떤 정원치유 활동을 했는지 적어 보세요.

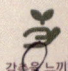
보다　냄새 맡다　맛을 보다　듣다　감촉을 느끼다

얼굴도 보고 너무 너무 기뻐쓰요
모오, 선생님 참 반가웠으요

가장 기억에 남는 활동과 가장 힘들었던 점을 적어 보세요.

정원치유 활동을 하면서 떠오르는 감정과 생각을 적어 보세요.

너무 행복 했읍니다

오늘의 추억 사진을 붙여 보세요.

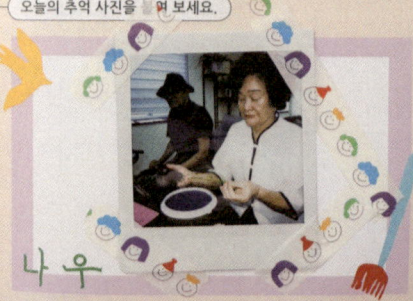

사진에 대한 생각을 자유롭게 적어보세요.

> 얼굴도 보고 너무 너무 기뻤어요.
> 모모 선생님 참 반가웠어요. 너무 행복했습니다.

또 다른 생명의 시작, 제 2의 봄

가을_9회기   나우 정원치유 모임

날짜(요일) 흐림   장소 치유림원   시간 10:50
날씨 비오고   온도 장19   습도 51%
주 선생님 이름 이혜숙   보조 선생님 이름 모모

오늘은 어떤 정원치유 활동을 했는지 적어 보세요.

 보다   냄새 맡다   맛을 보다   듣다   감촉을 느끼다

가장 기억에 남는 활동과 가장 힘들었던 점을 적어 보세요.

정원치유 활동을 하면서 떠오르는 감정과 생각을 적어 보세요.

모모 선생님의 활동에 바라 보면서 참잘 하는 너무 아름다운 정영예요!

오늘의 추억 사진을 붙여 보세요.

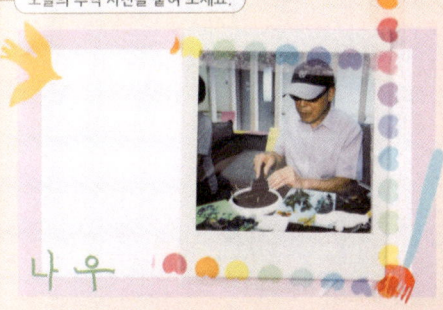
나우

사진에 대한 생각을 자유롭게 적어보세요.

모모 선생님의 활동과 한글을 하는 모습이 아름답고 짱이예요.

또 다른 생명의 시작, 제 2의 봄

가을_9회기   나우 정원치유 모임

날짜(요일) 2023. 9. 01   장소 치유정원   시간 11:00
날씨 흐림, 비   온도 26.6°C   습도 51.7
주 선생님 이름 이혜숙   보조 선생님 이름 모모

오늘은 어떤 정원치유 활동을 했는지 적어 보세요.

 보다    냄새 맡다   맛을 보다   듣다   감촉을 느끼다

가장 기억에 남는 활동과 가장 힘들었던 점을 적어 보세요.

정원치유 활동을 하면서 떠오르는 감정과 생각을 적어 보세요.

오래 만에 만나서 너무 너무 좋았습니다.
오늘 새로운 선생님 모모 만나서 너무 반가웠습니다.

오늘의 추억 사진을 붙여 보세요.

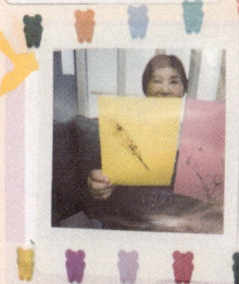

사진에 대한 생각을 자유롭게 적어보세요.

오랜 만에 만나서 너무 너무 좋았습니다.
오늘 새로운 선생님 모모 만나서 너무 반가웠습니다.

아직은 여름의 기운이 다 가시지 않은 첫날이었습니다. 마지막 더위가 지나고 선선한 바람이 불어올 때쯤에는 어르신들과 함께 가을 정원을 만들어 볼 예정입니다. 여러분은 '가을' 하면 어떤 식물이 떠오르시나요? 저는 노랗게 변하는 동그란 잎에서 달콤한 솜사탕 향기가 나는 계수나무가 생각나는데요, 어르신들에게 여쭤보니 대체로 두 가지 식물이 꼽혔습니다. 바로 코스모스와 단풍이었어요.

들판에 피는 코스모스는 어릴 적 추억을 떠올리게 하고 단풍은 울긋불긋한 색감 때문에 계절감을 느끼기에 충분하죠. 어르신들이 추억하는 식물을 함께 심어보면서 이야기꽃도 피워보고 차근차근 가을 정원을 만들어 나갈 날이 기대됩니다. 그럼, 다음 에피소드로 넘어가 보겠습니다.

● **어르신들과 함께 가꾼 식물들: 가우라, 은쑥**

이 책에서는 매회 어르신들과 함께 가꾸는 정원 식물 일부를 소개하려 합니다. 첫 번째로 '가우라'와 '은쑥'입니다.

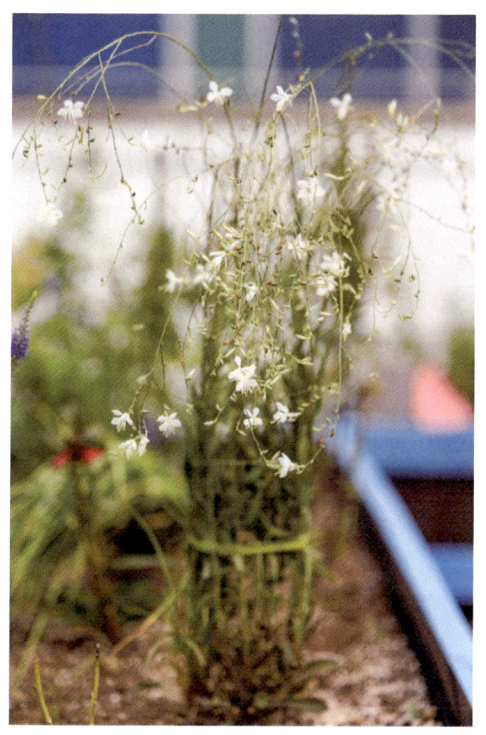

봄부터 가을까지 긴 개화기간을 자랑하는 가우라는 건조에 강하고 햇볕을 좋아하는 북아메리카 대륙이 원산지인 여러해살이풀 입니다. 5월에 어르신들과 함께 심은 가우라 흰 꽃이 9월에도 여전히 우리를 반겨줍니다.

흰 빛깔의 식물은 어두운 밤에도 은은하게 빛나 보여서 '달빛정원 (Moon Garden)'이나 '화이트 가든 (White Garden)'의 중요한 요소로 꼽히죠. 특히 가을밤의 달빛이나 정원의 부드러운 조명 아래에서는 그 매력이 한층 더 살아나, 밤 정원 산책의 즐거움을 더해 줍니다.

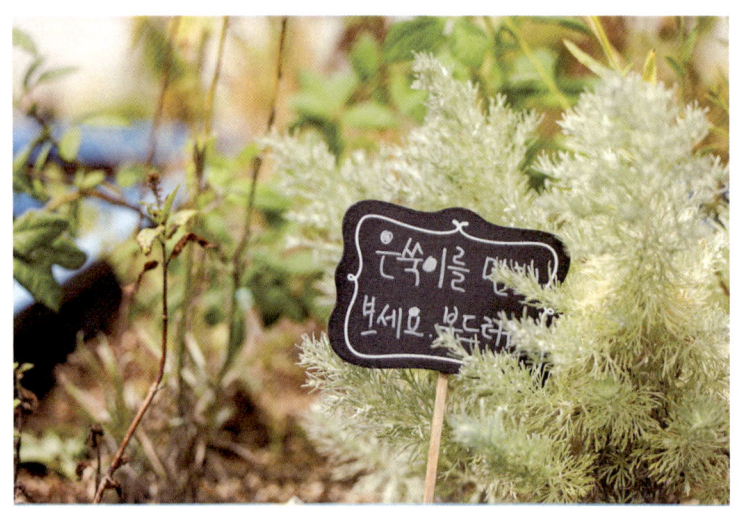

은쑥의 은빛, 회백색 잎은 다른 녹색 식물과 대비되어 쉽게 눈에 띔으로써 시각적 인지에 도움을 줍니다. 만졌을 때 벨벳같은 부드러운 촉감이 느껴져 마음이 한결 편안해지기도 하죠.

척박한 땅에서도 잘 자라 관리가 쉬운 편입니다. 은쑥을 볼 때 마다 영택 어르신의 은쑥 이행시, '은:은은하게/쑥:쑥스럽다'를 떠올리며 미소를 짓습니다.

화자 어르신 "가장 즐거운 날!"
춘희 어르신 "자랑스럽다!"

2회기(2025년 9월 8일)

지난주에 어르신들께서 만든 식물 잉크 세밀화를 투명 아크릴에 넣는 것으로 하루를 시작했습니다. 보라색 잉크에 묻어난 에키나시아의 촘촘한 잎맥은 노란 배경과 보색 대비를 이루며 산뜻한 시각적 기쁨을 선사하고, 오이풀은 아주 근사한 수묵화가 되었습니다.

    매년 9월 21일, '치매 극복의 날'을 기념하며 다양한 행사가 개최되는데, 저희도 발걸음을 하게 됐습니다. 관계 기관이 다수 모이는 곳에서 어르신들의 세밀화 작품을 전시하기 위해서죠.

    작품을 만든 후엔 더 이상 미룰 수 없는 화단의 시든 잎과 꽃을 정리하기 위해 모두 자리에서 일어섰습니다. 다 함께 팔을 걷어붙이고 정원으로 향합니다.

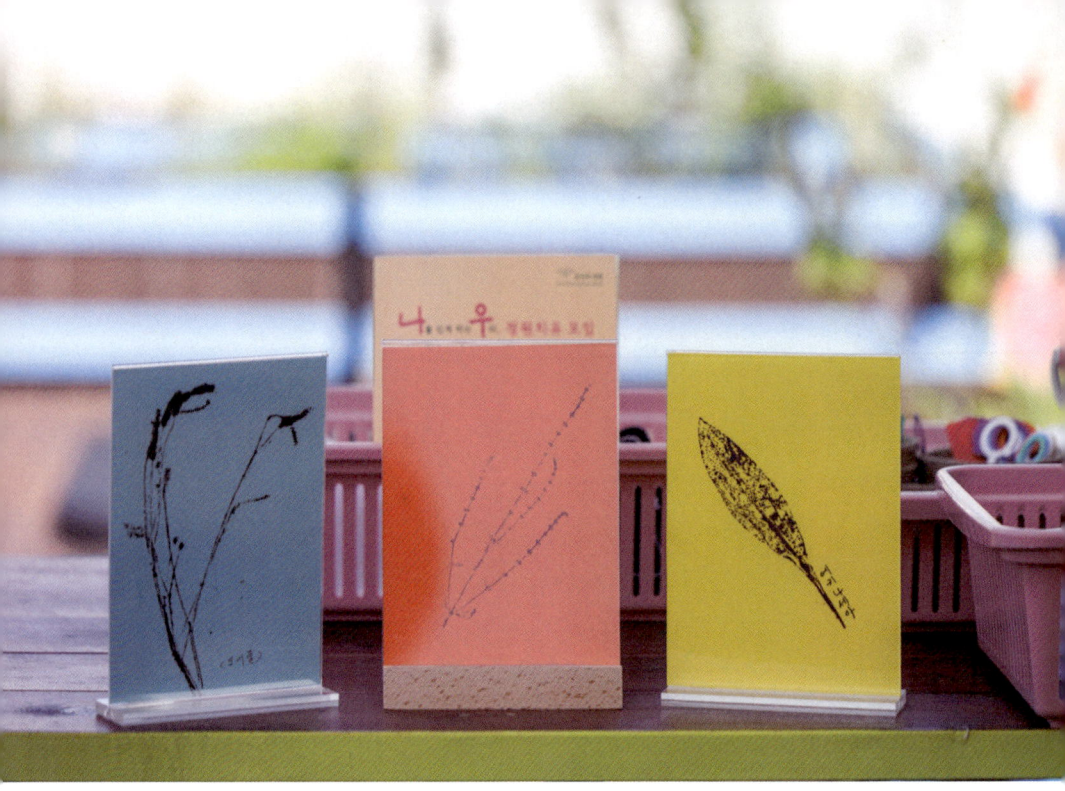

　　시간이 허락한다면 가을 보식을 위해 구입한 식물을 식재해 보려 합니다. 이 시기의 식물 시장에는 아직 무더위가 채 가시지 않아 가을 정원을 빛내 줄 식물이 많지 않았습니다. 그래도 층꽃나무, 꿩의비름, 향등골풀, 코스모스 '뱅갈타이거'가 있어서 다행입니다.
　　이제 겨우 꽃망울이 맺힌 상태라 만개하기까지의 과정을 어르신들과 지켜보면서 개화의 기쁨을 함께할 수 있을 듯합니다. 10월이 되면 내년 봄에 필 수선화, 튤립 같은 추식 구근도 심어볼 텐데요, 우리의 가을 정원은 또 어떤 색감과 질감으로 빛날지 생각만 해도 흐뭇해집니다.

층꽃나무

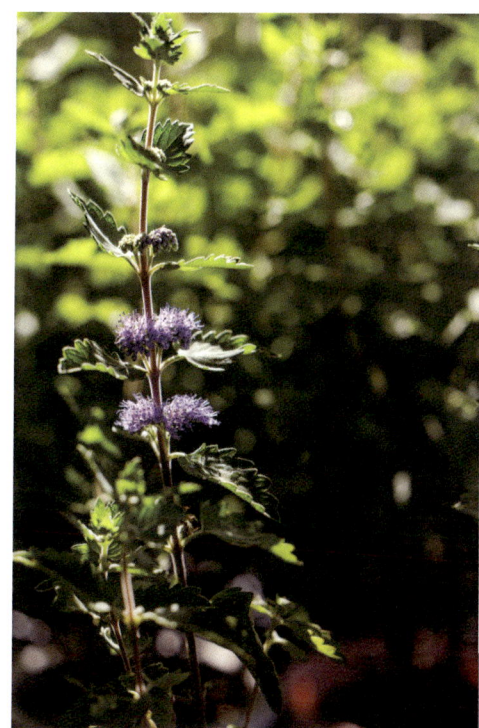

꿩의비름

본격적으로 땀을 흘릴 시간입니다. 어르신들이 가드닝 활동을 더욱 편하게 즐기실 수 있도록, 건물 캐노피 아래에는 높임형 화단이 마련되어 있습니다. 캐노피 덕분에 이곳은 한결 그늘지고 시원한 공간이지요. 그늘 정원에는 산수국과 노루오줌을 심어두었지만, 캐노피가 비를 막아주다 보니 자연적인 물 공급은 거의 이루어지지 않았습니다.

여름 동안 주기적으로 물을 주었음에도 불구하고, 식물들이 조금 힘들어하는 모습이었습니다. 반면, 밥티시아, 니포피아, 러시안 세이지, 가우라, 에키나시아, 헬레니움 등 건조에 강한 식물이 자리한 태양 정원은 여전히 생기와 활력이 가득했습니다.

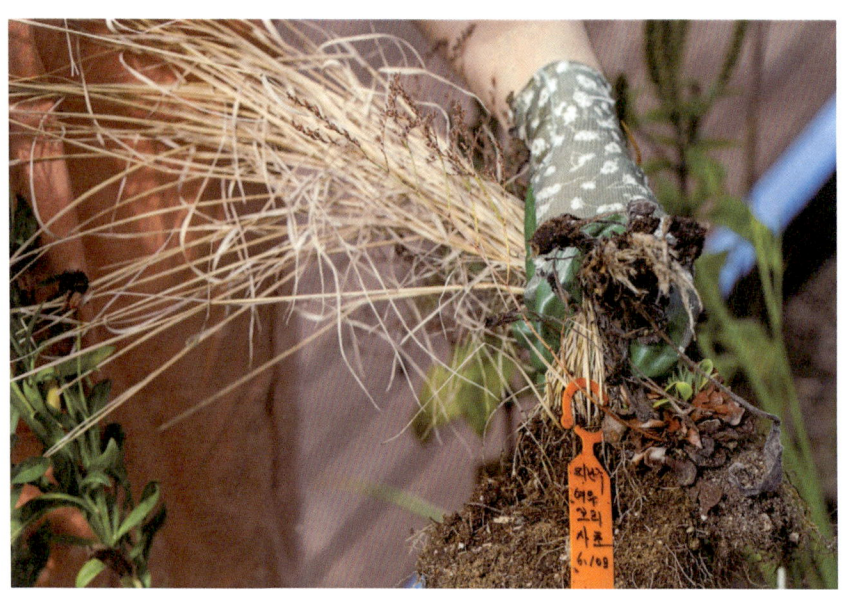

한편, 방학 동안 치유정원을 주기적으로 관리하면서 여우꼬리 보리사초의 씨송이가 마치 민들레 씨앗처럼 바람을 타고 데크 틈 사이사이에 정교하게 착지해 있는 걸 보고 소름 끼치듯 놀란 적이 있습니다. 정원에 수채화 같은 느낌을 연출하고 이삭의 질감을 느낄 수 있는 매력적인 식물이지만, 여러 고민 끝에 결국 제거하기로 했습니다.

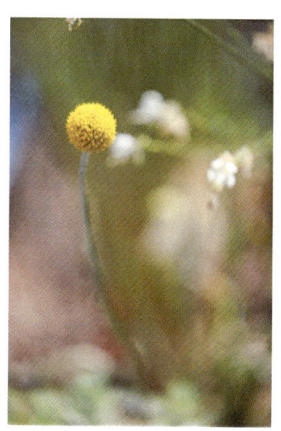 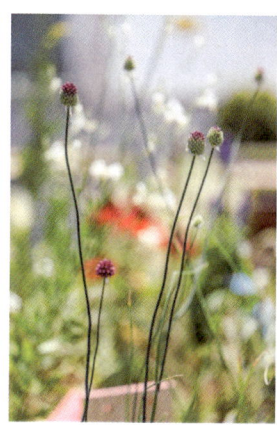 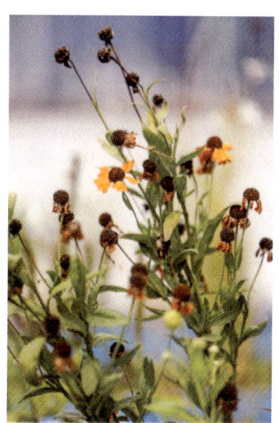

골든볼   장구채산마늘   헬레니움
(알리움 드럼스틱)

가늘지만 유연하고 단단해 옥상정원의 바람에도 굴하지 않는 골든볼과 장구채산마늘의 줄기를 정리합니다. 심을 당시 줄기가 조금 꺾여 있었는데, 춘희 어르신께서 "내 허리처럼 구부정하네"라며 웃으셨던 모습이 문득 떠오르네요. 고무밴드처럼 탄력 있는 이 식물들은 여름 태풍에도 굳건히 자리를 지켰습니다. 노란 사탕을 닮은 골든볼은 색이 바랬지만, 자르지 않고 그대로 남겨두면 정원이라는 커다란 캔버스에 작은 검은 점을 찍은 듯한 회화적인 멋을 더해 줍니다.

오히려 헬레니움이 쓰러졌는데요, 줄기는 단단하지만 높이 자라는 키에 비해 화단은 토심이 얕습니다. 게다가 꽃자루 없는 꽃들이 줄기 끝에 올망졸망 모여 달리는 꽃차례의 특성 때문에 무게 중심이 식물의 상부에 집중되어 있죠. 그래서 줄기가 쉽게 쓰러지는 편입니다. 촘촘한 식재로 기댈 수 있는 환경을 조성해 주거나 가드닝 타이로 줄기들을 서로 엮어주는 방법, 또는 바람의 영향을 덜 받는 장소를 선택하는 것도 고려해 볼 수 있습니다.

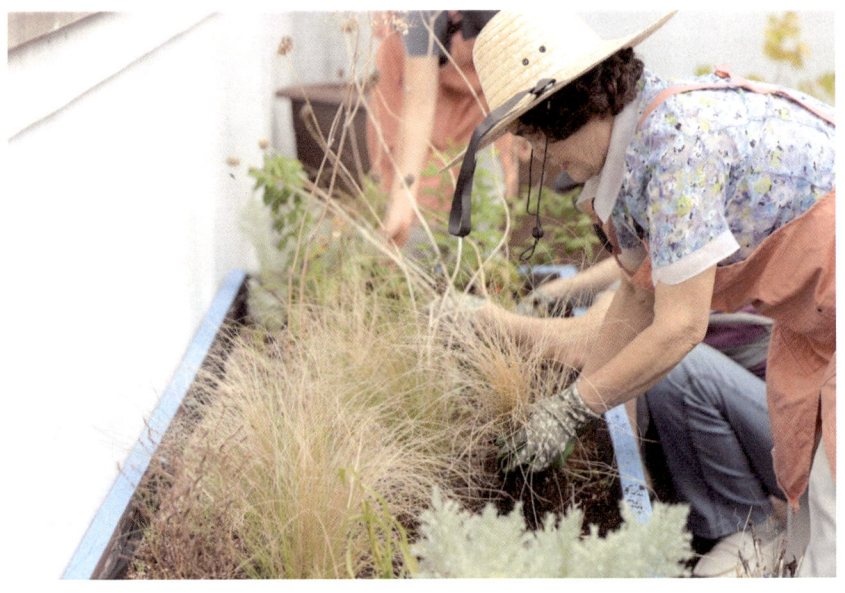

총 여섯 개의 화단 중 다섯 개는 어르신 두 분씩 짝을 지어 조성하고, 나머지 화단 하나는 테스트 베드로 사용합니

다. 이 테스트 베드에 그린과 브라운 톤의 식물을 식재했습니다. 작년 파종하여 길러 낸 새풀(Grass)은, 정원이라는 커다란 캔버스의 바탕색을 담당합니다. 낮은 존재감으로 어르신들이 심은 화려한 색감의 식물을 받아주기에 적당한 소재였죠. 그런데 브라운색의 가느다란 잎이 생기가 없어 보여 아쉽다는 의견을 주셔서 새풀 일부를 정리하기로 했습니다.

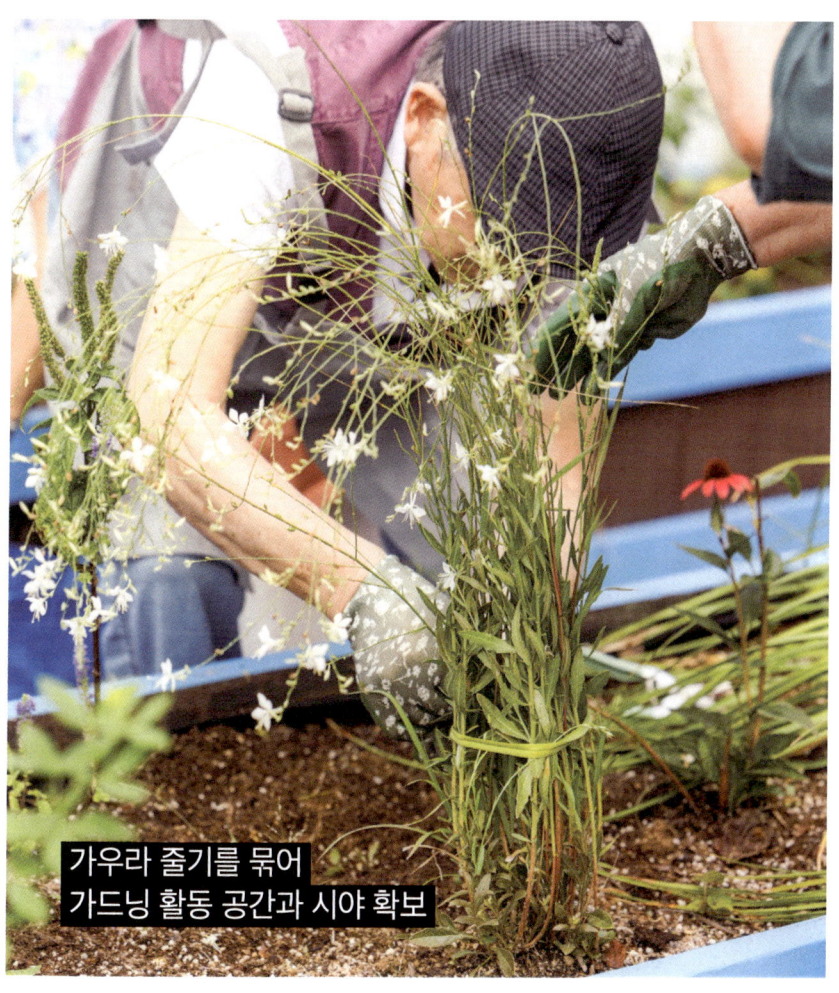

가우라 줄기를 묶어
가드닝 활동 공간과 시야 확보

영택 어르신의 손길은 언제나 노련합니다. 앞장의 사진처럼 가우라 하부에 식재된 식물을 손질하기 위해 분수같이 퍼져 있는 가우라의 줄기를 묶어야 했는데요, 이때 어르신은 니포피아의 가늘고 긴 줄기를 끊어 묶는 데 활용하셨습니다. 이렇게 키가 크고 볼륨감 있는 식물을 단정하게 정리해두면, 가드닝을 위한 시야와 공간이 훨씬 넓어집니다.

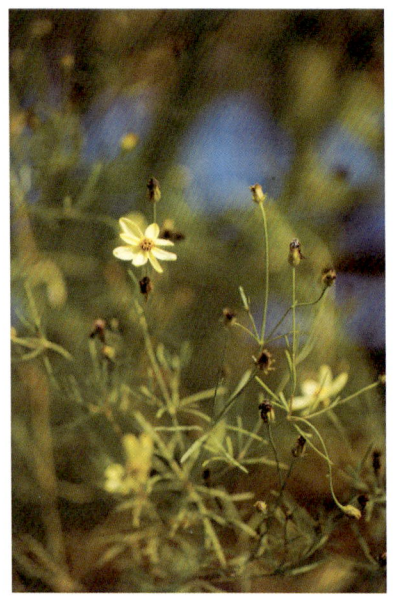

솔잎금계국 '문빔'

강렬한 햇살 속에서도 지치지 않고 여린 잎 사이에서 끊임없이 노란 꽃을 피워내는 솔잎금계국 '문빔'을 라벤더 화단 한 코너에 무심히 심어놓고 다들 깜빡 잊고 있었는데요, 한여름의 뜨거운 햇살에도 전혀 아랑곳하지 않고 오히려 단단한 로즈마리 옆을 지키며 든든한 동반 식물이 되어 주고 있습니다.

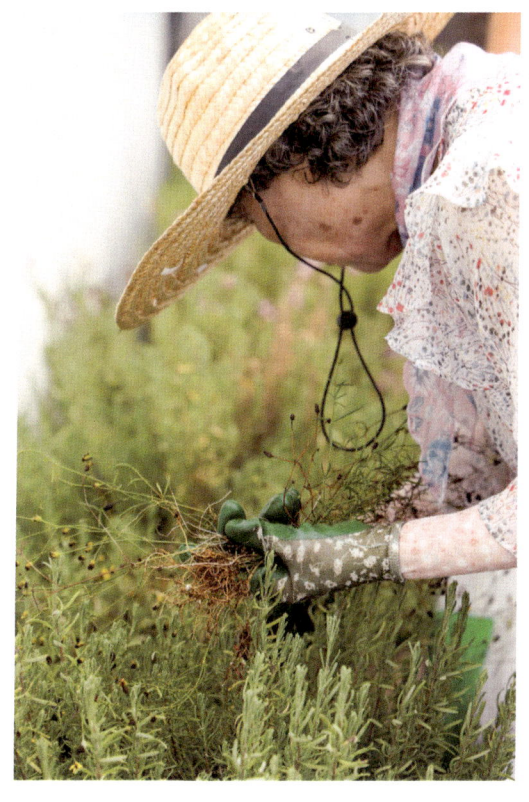

　어르신들께서 이날 여름 화단을 정리하시느라 많은 땀을 흘리셨습니다. 모두의 정성과 수고 덕분에 화단이 한결 말끔하고 단정해졌어요. 이제 남은 빈 자리에는 층꽃나무, 꿩의비름, 향등골풀, 그리고 코스모스 '뱅갈 타이거'를 어떻게 배치해 심을지, 다음 주에 함께 모여 이야기 나눠보면 좋겠습니다.

실내에서 잠시 땀을 식힌 후, 지난주에 이어 한 번 더 식물 잉크 세밀화 만들기를 시작했습니다. 지난 시간에 사용한 파스텔 톤 색지 대신, 오늘은 보다 선명하고 밝은 컬러의 색지를 준비했습니다.

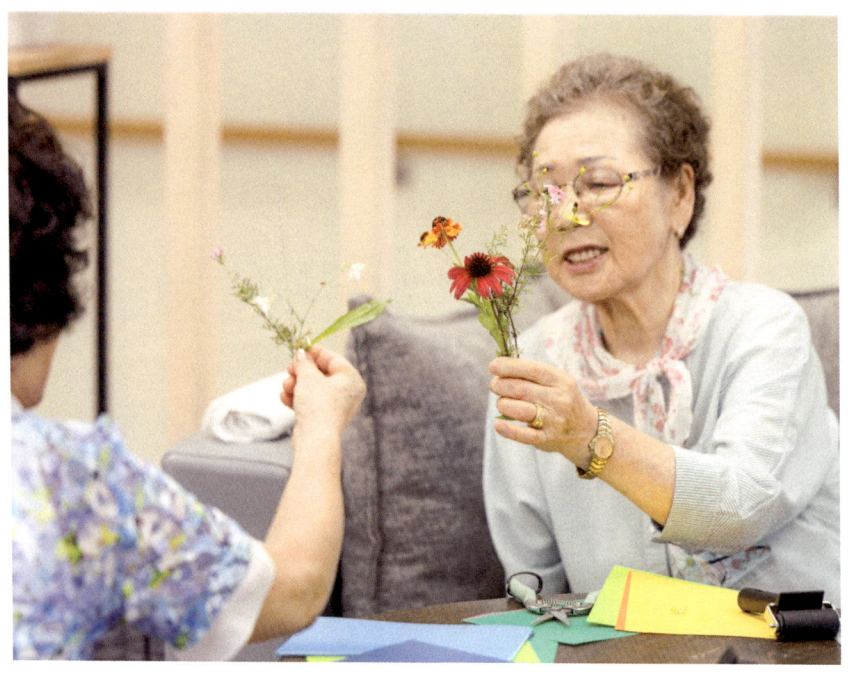

잉크 세밀화에 사용될 식물 소재를 정원에서 꺾어 미니 꽃다발을 만들어 보면서 서로 자신의 꽃다발이 더 이쁘다고 자랑을 하셨어요. 춘희 어르신의 강한 색감의 미니 꽃다발도, 미자 어르신의 야생화 들판 풀꽃 같은 다정한 느낌의 꽃다발도 모두 모두 사랑스럽습니다.

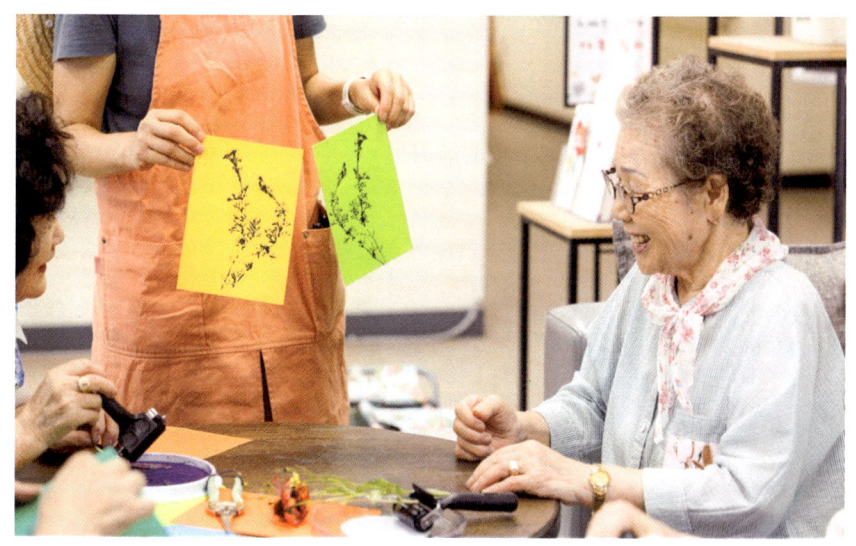

　지난 시간에 해 봤으니 이제 척척입니다. 오늘은 춘희 어르신과 화자 어르신이 유난히 즐거워 보이셨어요. 잉크 세밀화가 맘에 쏙 드셨는지 "니 어느 대학 나왔노? 참 이쁘게 잘 했네" 하시면서 주거니 받거니 웃음꽃을 피웠습니다. 특히 화자 어르신은 보라색 러시안 세이지 작품이 마음에 드셨는지 "잃어버리면 안 되지" 하면서 얼른 자신의 이름을 작품에 정성스레 적어 넣으셨답니다.
　자, 이제 다음 장으로 넘어가서 어르신들의 컬렉션을 감상해 보시죠!

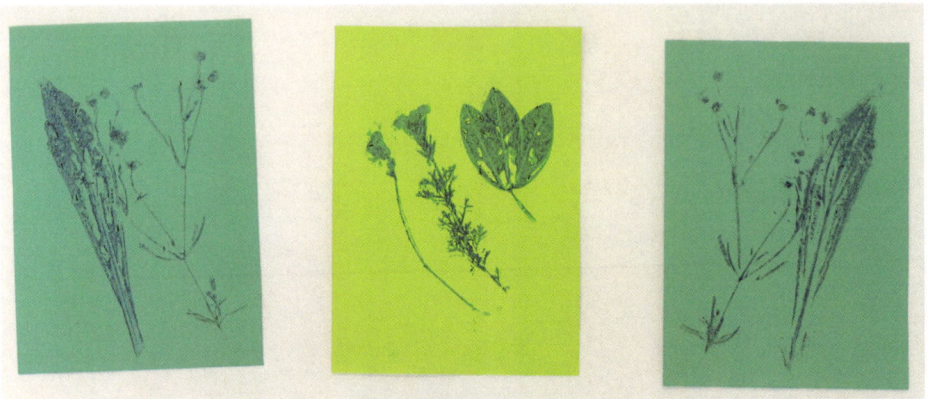

미자 어르신: 에키나시아, 솔잎 금계국 '문빔', 밥티시아, 파라솔 버베나

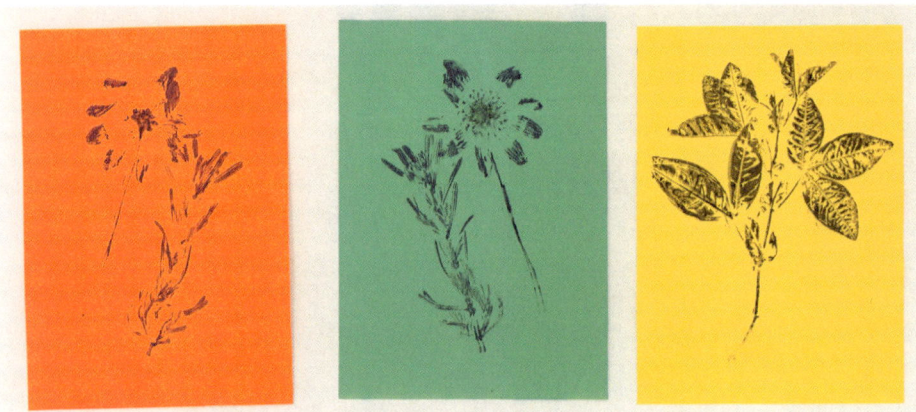

옥선 어르신: 은쑥, 에키나시아, 밥티시아

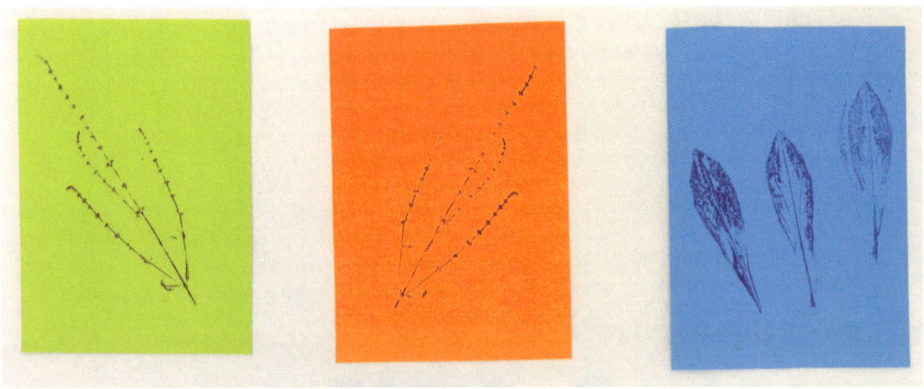

화자 어르신: 러시안 세이지, 에키나시아

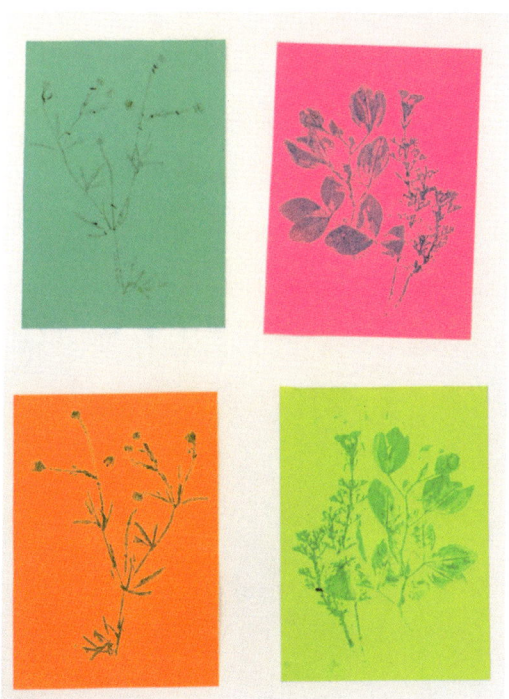

정순 어르신
: 솔잎 금계국 '문빔',
 밥티시아,
 파라솔 버베나

춘희 어르신: 파라솔 버베나, 솔잎 금계국 '문빔', 헬레니움

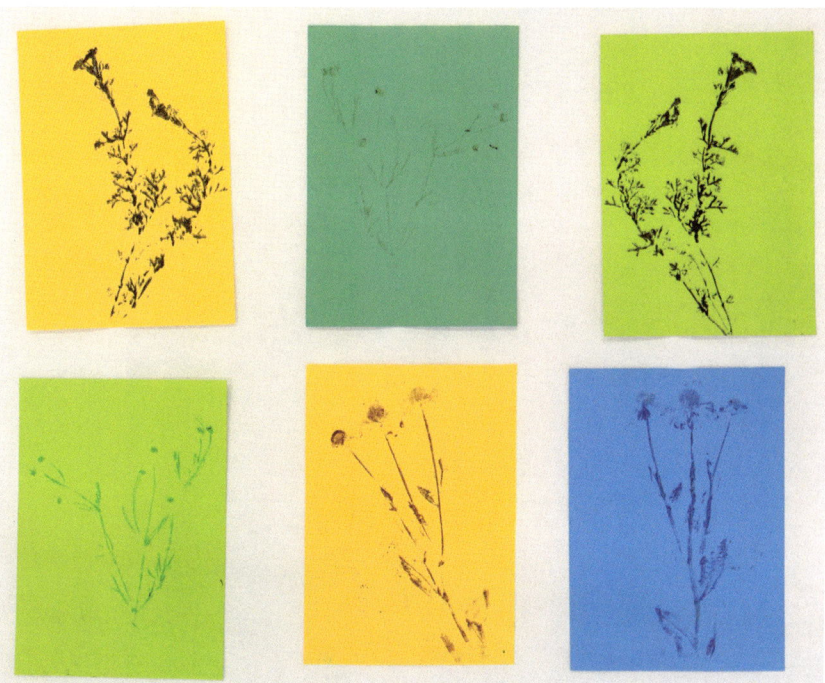

오늘 가드닝에 이어 작품 만들기까지, 여느 때보다 시간이 정말 빨리 흘러 갔습니다. 매 회기 프로그램을 준비하면서 여러 가지를 고민하지만 오늘 다시 한번 느낀 것이 있습니다. 무엇을 하든, 이곳에 모인 어르신들이 서로 이야기를 나누고 웃으며 함께 즐기는 그 순간이야말로 가장 큰 활력이 된다는 것을요. 게다가 마음에 쏙 드는 작품이 완성되면, 주머니에서 사탕을 꺼내 사탕 나눔을 하시기도 합니다. 오늘 춘희 어르신처럼요!
　그리고 어르신들의 일기장에 적힌 오늘의 소회는 유난히 마음을 울렸습니다. 함께 살짝 들여다볼까요?

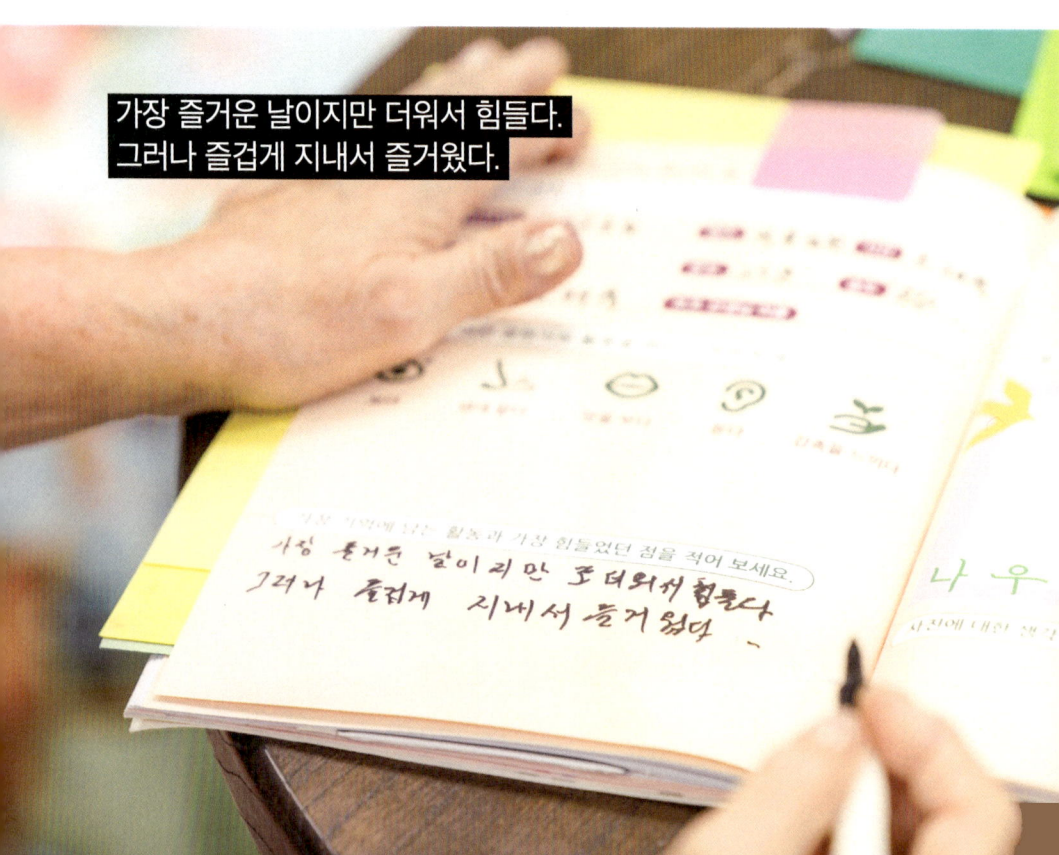

가장 즐거운 날이지만 더워서 힘들다.
그러나 즐겁게 지내서 즐거웠다.

또 다른 생명의 시작, 제 2의 봄
가을_10회기 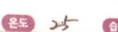 나우 정원치유 모임

날짜(요일) 월요 9월 8일 **장소** 치유정원 **시간** 11시 20분
날씨 맑고 흐림 **온도** 25 **습도** 53
주 선생님 이름 이해숙 **보조 선생님 이름**

오늘은 어떤 정원치유 활동을 했는지 적어 보세요.

 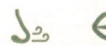
보다 냄새 맡다 맛을 보다 듣다 감촉을 느끼다

가장 기억에 남는 활동과 가장 힘들었던 점을 적어 보세요.
재미나게 일을 했다 도매하는 재미 화다

정원치유 활동을 하면서 떠오르는 감정과 생각을 적어 보세요.

오늘의 추억 사진을 붙여 보세요.

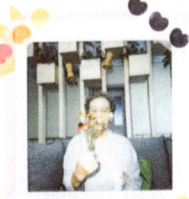

사진에 대한 생각을 자유롭게 적어보세요.
꽃을 했대 온대는 것이 재미 좋았다
자랑 스럽다.

> 재미나게 일을 했다. 꽃을 문대는 것이 재미 좋았다. 자랑스럽다!

또 다른 생명의 시작, 제 2의 봄
가을_10회기 나우 정원치유 모임

날짜(요일) 1월 8일 **장소** 식물 정원 **시간** 11시 13분
날씨 흐림 **온도** 25 **습도** 53
주 선생님 이름 이해숙 **보조 선생님 이름**

오늘은 어떤 정원치유 활동을 했는지 적어 보세요.

보다 냄새 맡다 맛을 보다 듣다 감촉을 느끼다

식물 칠 하는것 재미 있다
감사 합니다

가장 기억에 남는 활동과 가장 힘들었던 점을 적어 보세요.
밭에 풀 뽑고 땀흘리다
항상 기쁘다 친구 만나서
기쁘다

정원치유 활동을 하면서 떠오르는 감정과 생각을 적어 보세요.

오늘의 추억 사진을 붙여 보세요.

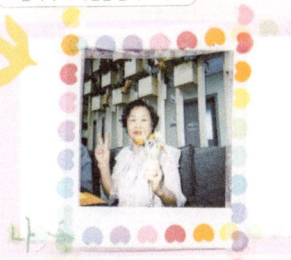

사진에 대한 생각을 자유롭게 적어보세요.

> 밭에 풀 뽑고 땀 흘렸다. 항상 기쁘다. 친구 만나서 기쁘다.
> 식물 칠하는 거 재미있다. 감사합니다.

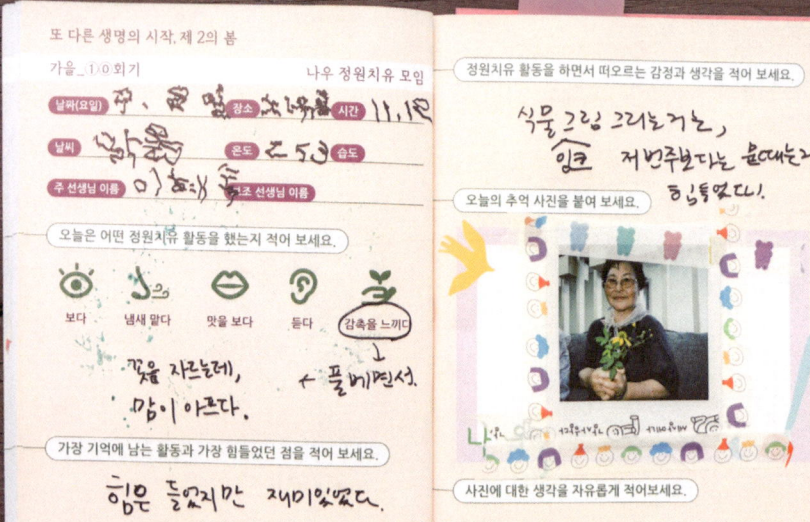

힘은 들었지만 재미있었다. 꽃을 자르는데 맘이 아프다.
식물 그림 문대는 거 저번 주보다 힘들었다.

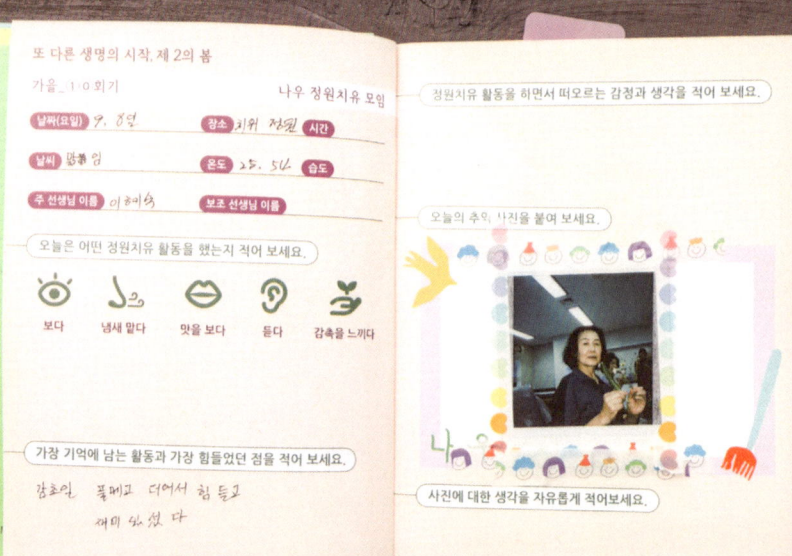

풀메고 더워서 힘들고 재미있었다.

● 어르신들과 함께 가꾼 식물들: 골든볼, 장구채산마늘(알리움 드럼스틱)

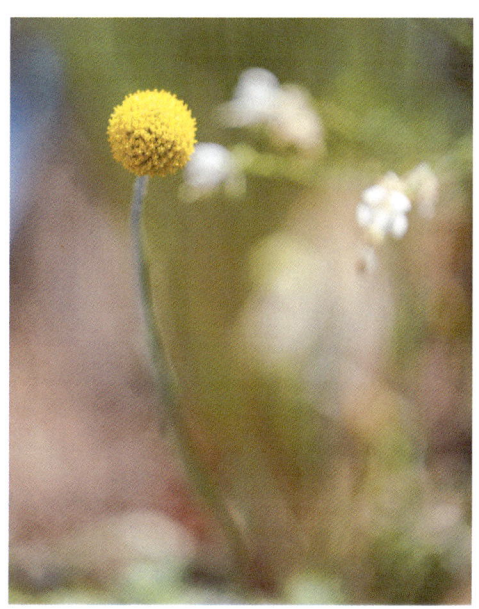

골든볼

골든볼은 사탕처럼 달린 둥근 꽃이 아주 인상적입니다. 밝은 노란색의 구형 꽃은 보기만 해도 활기와 에너지를 전해 주며, 표면이 살짝 거칠고 작은 돌기가 있어 손끝으로 만질 때 독특한 촉감을 느낄 수 있습니다. 꽃송이가 단단해 쉽게 부서지지 않기 때문에 안전하게 촉각 자극용으로 활용할 수도 있지요. 신비로운 은녹색 잎과 길게 뻗은 꽃대 또한 감상하는 즐거움을 더해 줍니다.

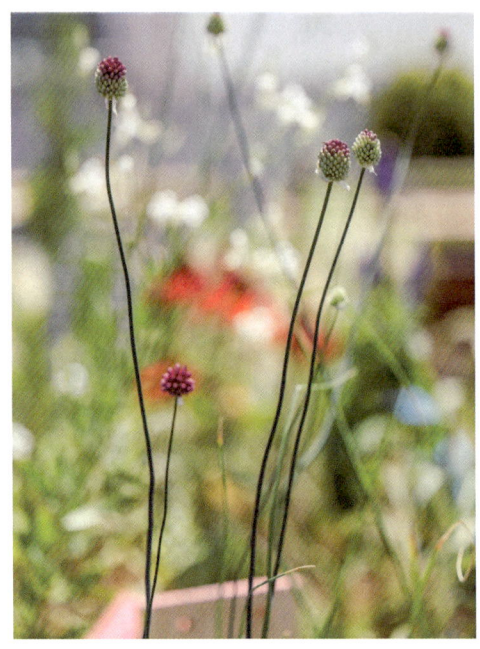

장구채산마늘
(알리움 드럼스틱)

    알리움은 수많은 작은 꽃들이 모여 구형의 꽃송이를 이루고 있어 한눈에 시선을 사로잡습니다. 은은한 보라색은 마음을 진정시키고 안정감을 주지요. 골든볼처럼 둥근 형태이지만, 만졌을 때는 훨씬 부드럽고 보송보송한 촉감을 느낄 수 있습니다. 또한, 파나 마늘과 비슷한 특유의 향이 있어, 어르신들과 함께 옛날 음식 이야기를 나누며 추억을 떠올리기에 좋은 감각의 식물 소재입니다.

화관을 쓴
미스 코리아와 미스터 코리아

3회기(2025년 9월 15일)

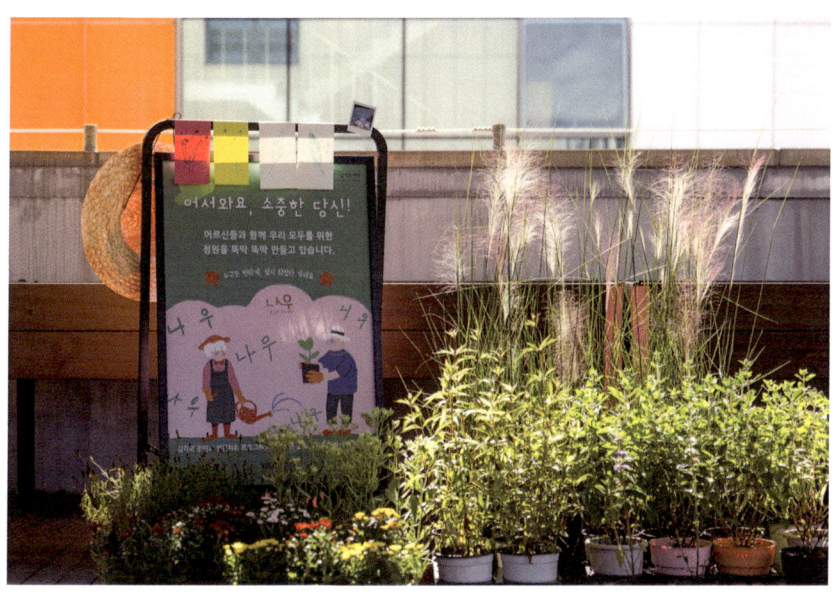

하반기 세 번째 만남의 날입니다. 제법 시원해진 아침 공기와 싱그러운 햇살 덕분에, 정원을 온전히 즐기며 가드닝 활동을 하기 위해 파라솔을 펼쳤습니다. 테이블 위에 온·습도계를 올려두고 오늘 만들 화관의 재료인 가을 국화를 가지런히 놓았습니다. 칠판에 식재할 식물 이름을 적으며 바삐 움직이는 사이, 어느새 아침 햇살이 등에 뜨겁게 와 닿을 만큼 강해졌습니다. 가을을 맞이하는 비가 한차례 내리고 나면, 그 햇살도 조금은 부드러워질까요?

그래도 일단 가드닝 앞치마를 두르고 정원으로 나섰습니다. 지난 몇 주 동안 어르신들과 식물 잉크 세밀화를 만들었죠. 오늘은 그 반대로, 완성된 세밀화를 보며 정원 속에서 실제 식물을 찾아보는 작은 게임을 해보기로 했습니다. 어르신들이 세밀화와 식물을 시각적으로 살펴보며 짝을 맞춰, 각 식물의 자리까지 정확히 찾아낼 수 있을지 무척 궁금했습니다.

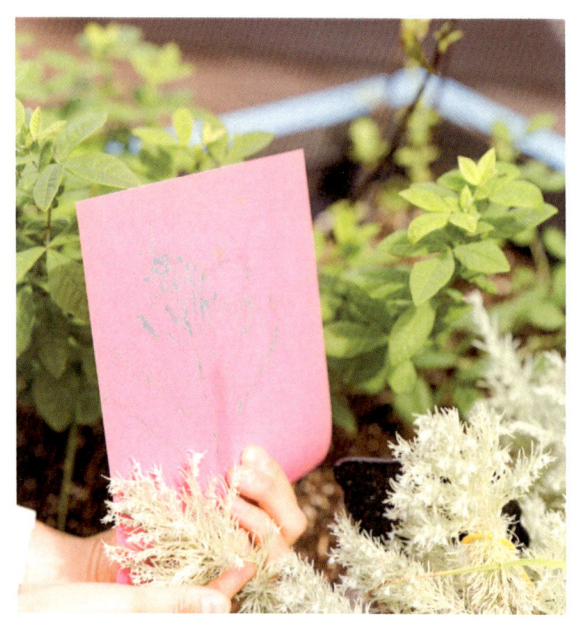

첫 번째 문제입니다. 어떤 식물의 세밀화일까요? 이 식물의 은백색 잎은 부드러운 질감을 지니고 있고 가까이서 냄새를 맡으면 쑥향이 납니다. 잎 표면의 미세한 털과 왁스층 덕분에 물방울이 구슬처럼 맺히는데, 마치 연잎 위에 맺힌 물방울을 떠올리게 합니다.

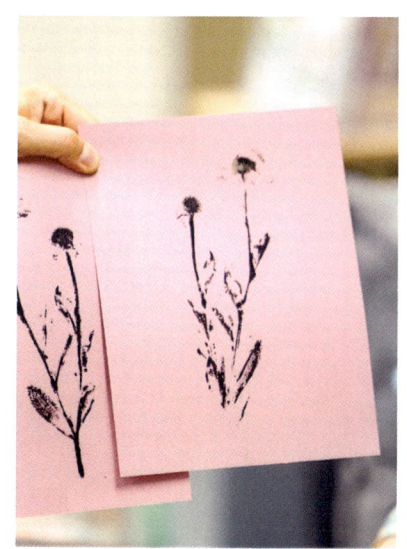
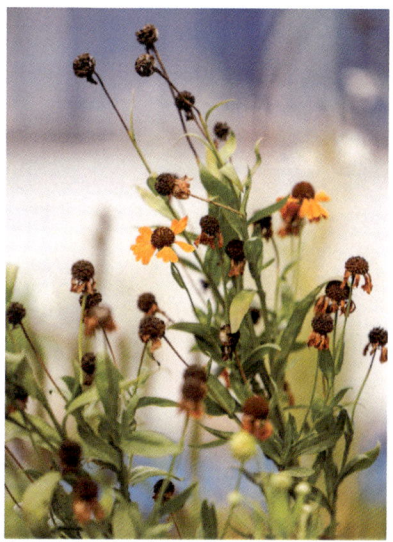
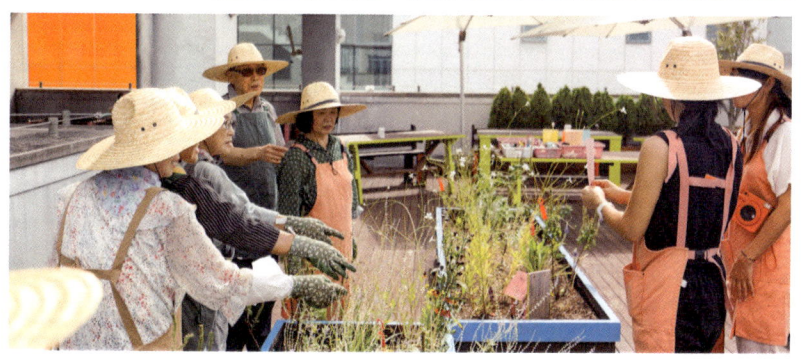

두 번째 문제. 어떤 식물의 세밀화일까요? 꽃잎이 노란 것도 있지만 이곳 치유정원에는 주황색의 꽃으로 자리하고 있습니다. 문제를 내자마자 어르신들 모두 약속이라도 한듯 한 곳을 가리키네요!

꽃빛은 라오스 비엔티안에서 마주한 탁발 승려들의 승복을 떠올리게 합니다. 짧지만 활짝 펼쳐진 꽃잎은 미니 플레어 스커트를 연상시키기도 하지요. 10월까지 흐드러지게 피고 지는 이 꽃은 가을 단풍과 어울리는 따스한 색감을 자랑합니다. 여름에 꽃이 너무 많이 달려 그 무게를 감당하지 못하고 많은 줄기들이 쓰러지기도 했습니다.

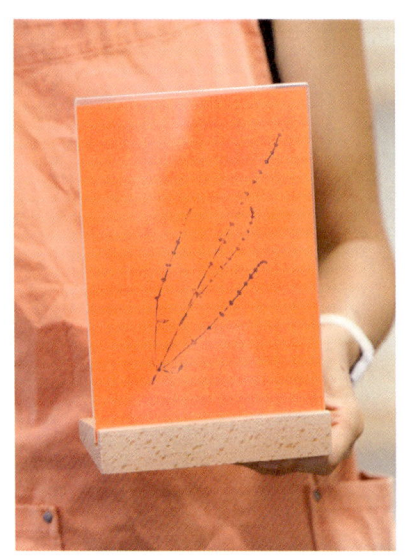 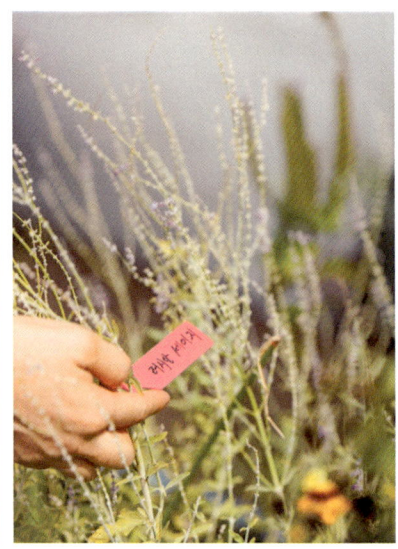

마지막 문제. 어떤 식물의 세밀화일까요? 라벤더를 닮은 보라빛 꽃과 은빛이 도는 흰색 줄기와 황록색 잎은 신비로운 느낌을 줍니다. 잎과 줄기를 만지면 라벤더와 세이지를 섞은 듯한 강한 허브향이 나기도 하고요.

앞선 세 문제의 정답은 각각 은쑥, 헬레니움, 러시안 세이지입니다. 이렇게 세 개의 퀴즈를 어르신들과 함께 풀어봤는데요, 식물 잉크 세밀화의 잎과 꽃, 줄기의 형상만으로 화단에서 식물을 찾는 것이 쉽지 않아 잠시 고민하는 순간도 있었습니다.

하지만 어느새 어르신들께서 멋지게 '매치 메이커' 역할을 해 주셨습니다. 식물도 살아있는 생명체이기에 언젠가는 시들고 사라지기 마련입니다. 그래서 지금 이 순간, 그 향과 색을 마음껏 즐기게 되지요. 비록 잉크 세밀화에 식물의 향기를 담을 수는 없지만, 변함없는 모습을 오래도록 간직할 수 있어 참 다행입니다.

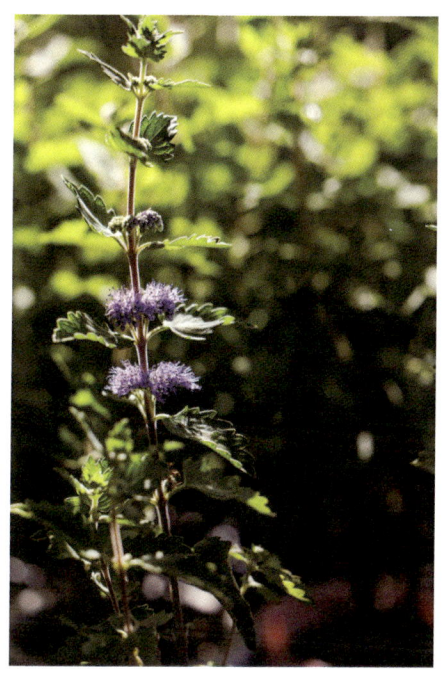

층꽃나무

지난 주 화단 정리 후 가을 보식을 위해 구입한 식물 중 오늘은 층꽃나무를 소개합니다. 늦여름부터 가을 초입까지 색과 향을 자랑하는 층꽃나무는 여러해살이 풀 혹은 작은 키나무 형태로 자라며, 이름에서 느껴지듯이 줄기에 일정한 간격으로 층을 이루며 피어나는 꽃을 떠올리게 합니다. 보라색과 흰색의 꽃을 구입했는데요, 달콤한 향으로 나비와 벌을 불러들이는 밀원식물로, 잎은 더할나위없이 부드러운 벨벳 질감입니다.

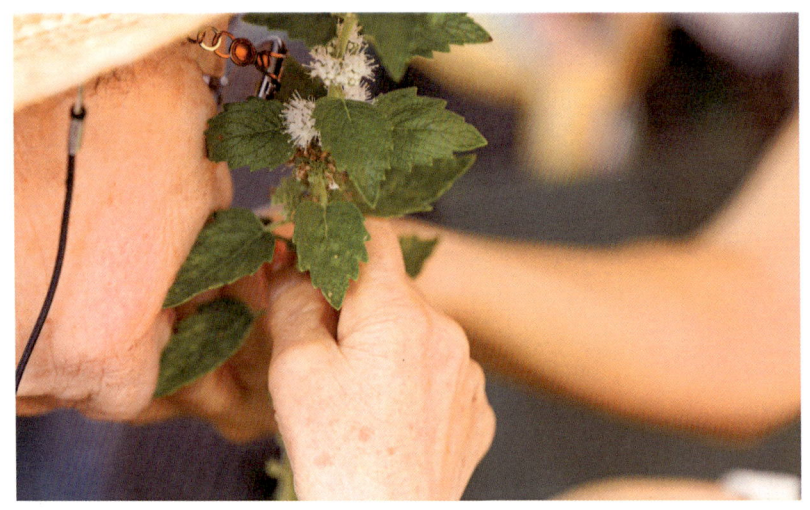

"냄새를 맡아 보세요"라고 하자 화자 어르신이 "솜사탕처럼 달콤한 향이 나요"라고 하십니다.

이번엔 "잎을 만져 보세요"라고 했더니 종세 어르신이 "너무 부드러워서 우단 같아요"라고 하셨어요. 층꽃나무의 향을 맡고 잎의 질감을 느끼는 동안 내심 바라던 것이 있었습니다. 어르신들께서 상반기 정원치유 프로그램 때 함께 심었던 벨벳 질감의 은회색 잎을 지닌 '우단동자'를 떠올리시기를 바랐는데 저의 욕심이었을까요?

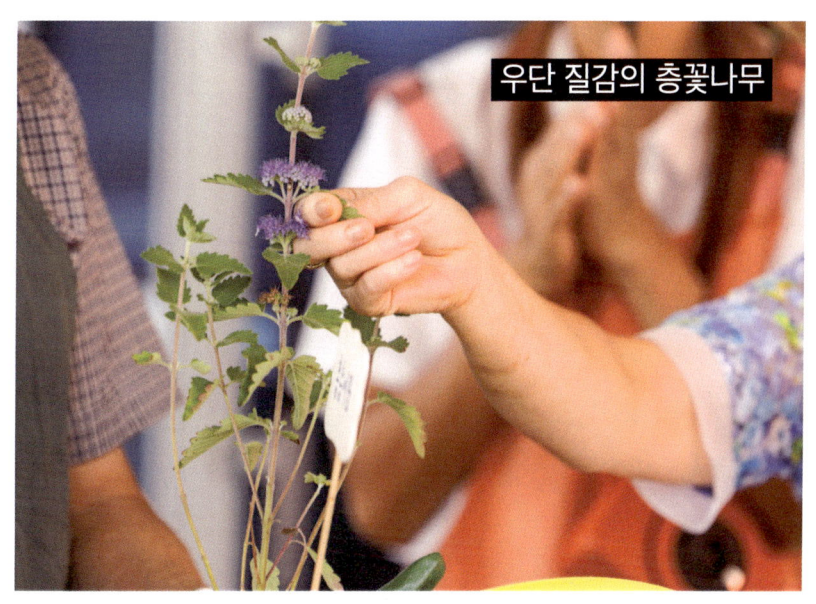

우단 질감의 층꽃나무

　　층꽃나무 식재는 다음 시간으로 미루고, 오늘은 치매 극복의 날을 기념하여 어르신들의 건강하고 행복한 삶을 응원하고자, 가을 국화로 멋진 화관을 만들어 스스로에게 씌워 보는 정원 속 유희 활동을 진행해 보려 합니다.

정원식물 소재를 활용한 유희 활동
: 가을 국화로 화관 만들기

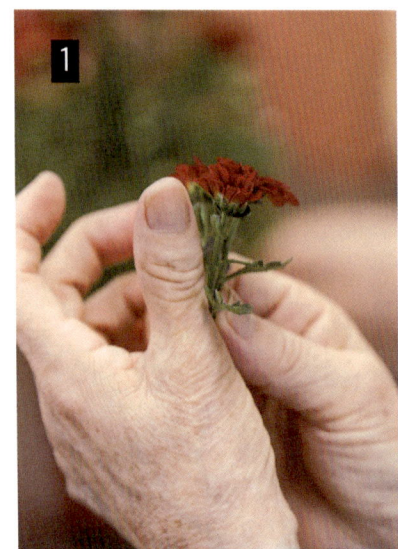

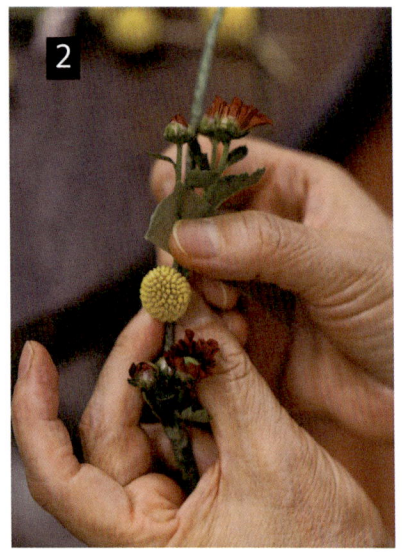

1. 엄지 손가락 길이로 국화를 자르고 하부 잎 정리하기
2. 꽃 테이프를 이용해 화관 틀에 국화를 촘촘히 붙이기

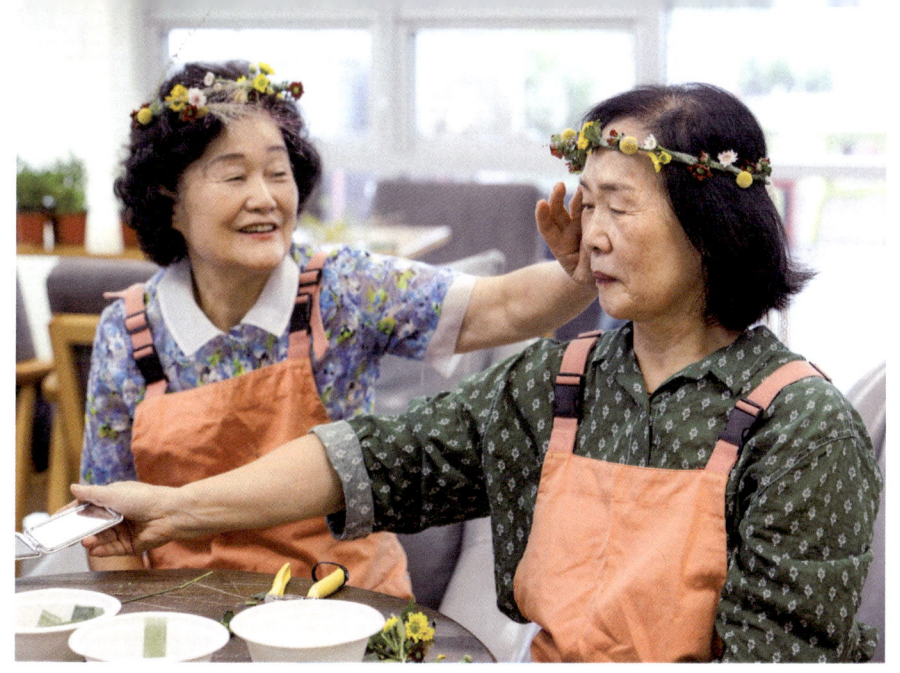

3. 화관 쓴 모습을 거울에 비춰보며 서로에게 '수고했다'고 말해주기

꽃 테이프로 국화를 붙이면서 어르신들 사이에 오고 가는 웃음과 대화가 끊이지 않았던 날이었습니다.

생각보다 화관 만들기를 좋아하셨는데, 아마도 완성된 화관을 쓴 자신의 모습을 상상하기도 했을 테고, 하나밖에 없는 손바닥만한 거울을 돌려 보면서 거울에 비친 자신의 모습이 낯설지만 새로워서 즐거워하신 것 같습니다. 서로가 서로의 화관 쓴 모습을 보면서 "키득키득" 웃거나 "이쁘다"라고 말하며 즐거운 시간을 나누셨지요.

춘희 어르신은 자신의 화관이 마치 미스 코리아 왕관 같다며, 남편에게 자랑하면 평소에는 예쁘다고 말해주지 않는 남편도 오늘만큼은 칭찬해 주실 거라고 말씀하시네요.

이 이야기를 듣자 옥선 어르신은 "남편이 없는데 자꾸 남편 얘기한다"라며 한바탕 웃음을 터뜨리셨습니다. 이어서 아이들이 어릴 적 화관을 만들어 온 것은 봤지만, 자신이 직접 만들어보는 것은 처음이라며 정성껏 화관을 만드셨습니다.

목사님이셨던 종세 어르신은 예수님의 '가시 면류관'이 떠오른다며 할레루야를 외치기도 하셨죠. 화관을 중심으로 우리가 이렇게 다양한 삶의 이야기를 끄집어 내고 나눌 수 있다는 것이 참 신기하고 감사한 순간이었습니다.

오늘은 유독 어르신들이 "사진 좀 잘 찍어주이소"라는 말씀을 많이 하신 날이기도 했습니다. 이런 즐거운 날, 단체 사진도 빼놓을 수 없지요!

화관을 쓴 미스 코리아와 미스터 코리아

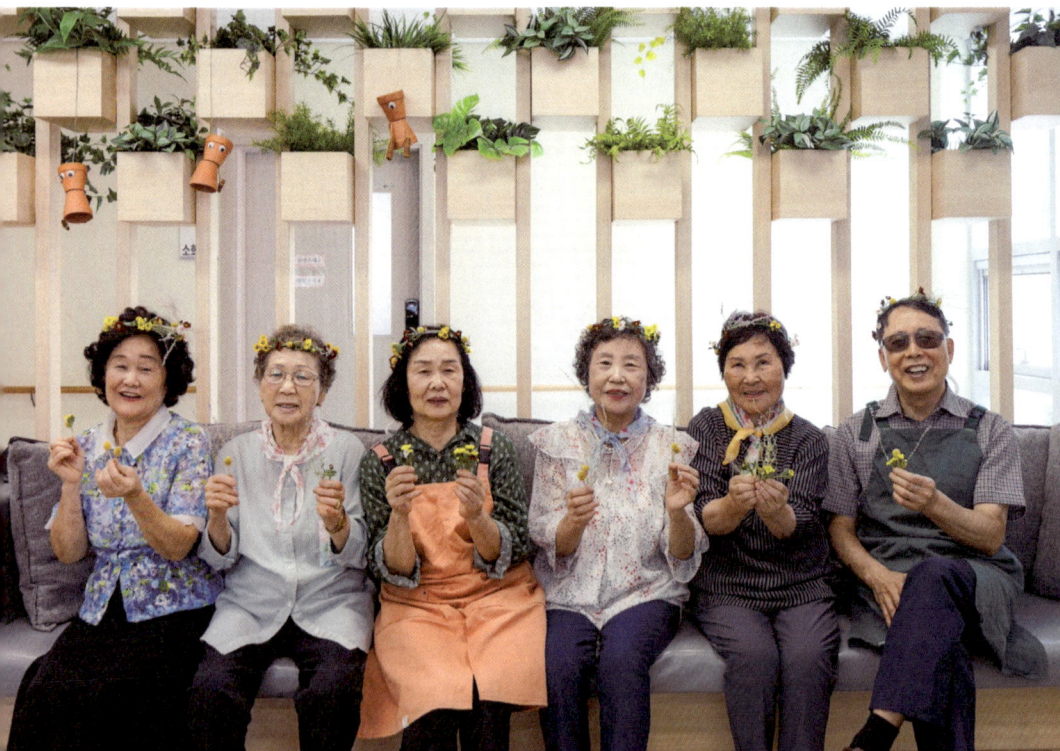

또 다른 생명의 시작, 제 2의 봄

가을_①①회기   나우 정원치유 모임

- 날짜(요일) 9.15   장소 리치층원   시간
- 날씨   온도   습도
- 주 선생님 이름 모 오   보조 선생님 이름

오늘은 어떤 정원치유 활동을 했는지 적어 보세요.

 보다   냄새 맡다   맛을 보다   듣다   감촉을 느끼다

층층꽃   우단같다

가장 기억에 남는 활동과 가장 힘들었던 점을 적어 보세요.

정말 참 좋았으요
즐거워 였었기양 -

정원치유 활동을 하면서 떠오르는 감정과 생각을 적어 보세요.

화관 입니다 참 좋았읍니다

오늘의 추억 사진을 붙여 보세요.

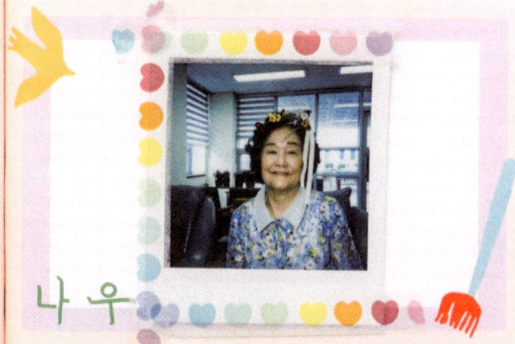

나 우

사진에 대한 생각을 자유롭게 적어보세요.

층층꽃 우단같다. 화관 정말 참 좋았어요. 즐거웠습니다.

또 다른 생명의 시작, 제 2의 봄

가을_①①회기   나우 정원치유 모임

- 날짜(요일) 9월 15일 월요일   장소 치우 정원   시간 11시쯤
- 날씨 맑음   온도 39   습도
- 주 선생님 이름 이혜숙   보조 선생님 이름 모 오

오늘은 어떤 정원치유 활동을 했는지 적어 보세요.

 보다   냄새 맡다   맛을 보다   듣다   감촉을 느끼다

가장 기억에 남는 활동과 가장 힘들었던 점을 적어 보세요.

친치이 꽃 감촉도 좋고
감처도 좋고 냄새도 좋다

정원치유 활동을 하면서 떠오르는 감정과 생각을 적어 보세요.

오늘의 추억 사진을 붙여 보세요.

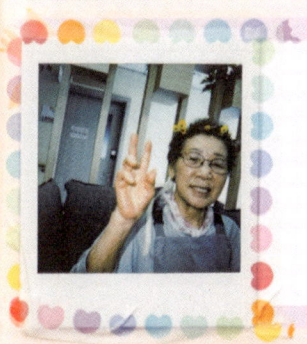

사진에 대한 생각을 자유롭게 적어보세요.

층층이 꽃 감촉도 좋고 냄새도 좋다. 너무 즐거웠다. 해보지 않은 것을 해보니 매우 즐거웠다.

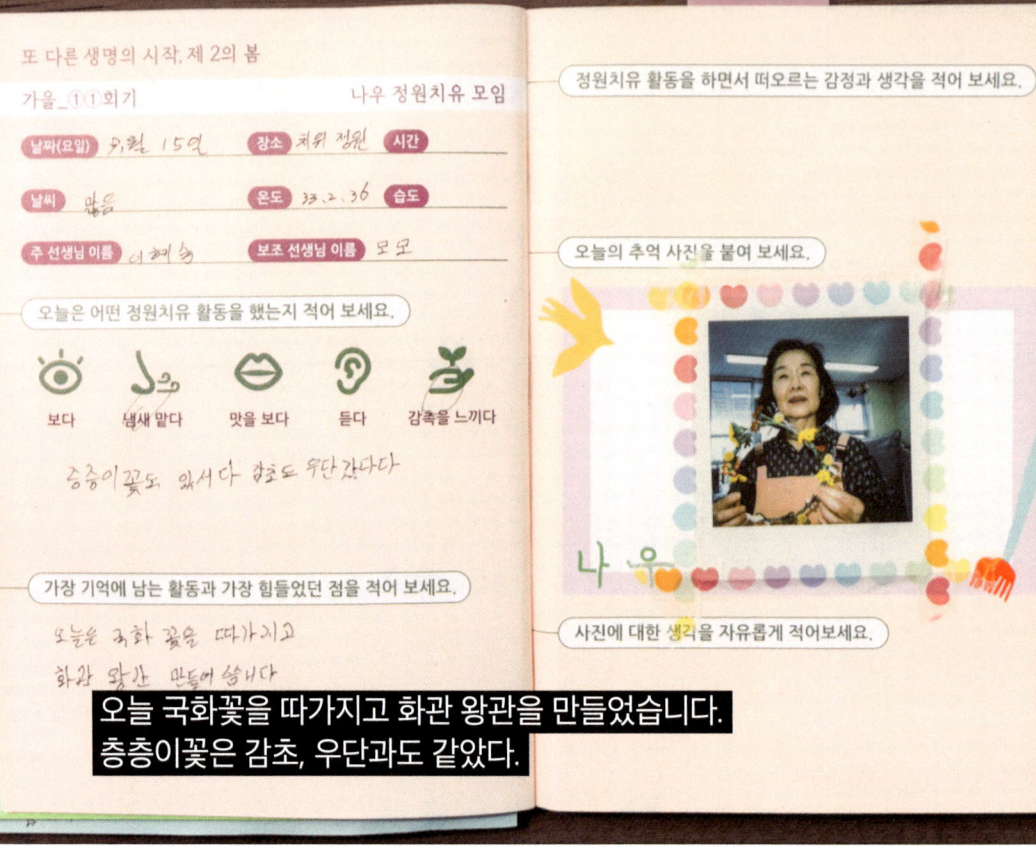

한편, 치매 극복의 날을 기념하여 어르신들의 식물 잉크 세밀화 작품과 정원치유 프로그램을 홍보하는 기회를 가졌습니다. 어르신들의 정성이 깃든 작품을 본 몇몇 방문객들은 이런 말씀을 전해주시기도 했어요.

"이런 식물 작품을 보면 마음이 안정될 거 같은데 판매는 안 하시나요?"

"어르신들 솜씨가 좋으시네요. 오늘 여기 온 보람이 있어요!"

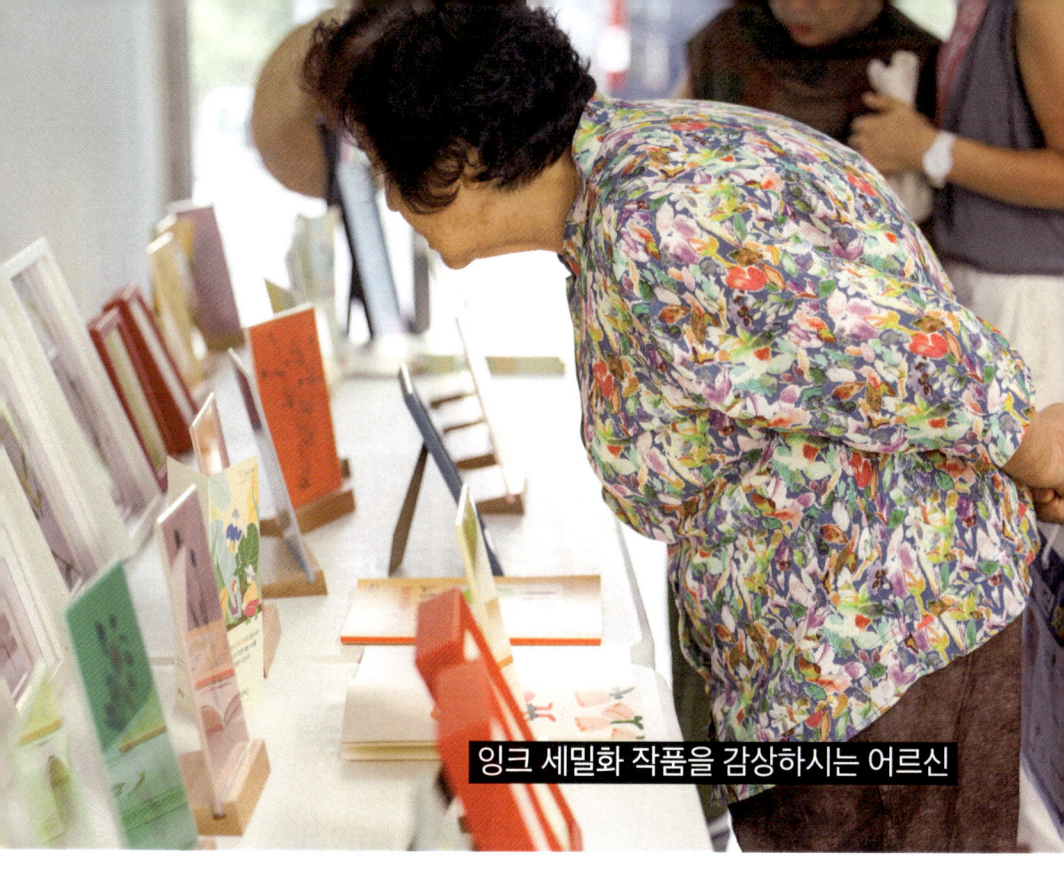

잉크 세밀화 작품을 감상하시는 어르신

　어르신들 모두 수고 많으셨습니다. 그리고 '나를 있게 하는 우리, 치매여도 안심인 사회'를 만들어 나가는 공동 창작자로서 정원치유 프로그램에 함께 해주신 것에 대해 지면을 통해 다시 한번 감사의 말씀을 전합니다.

● **어르신들과 함께 가꾼 식물들: 우단 동자**

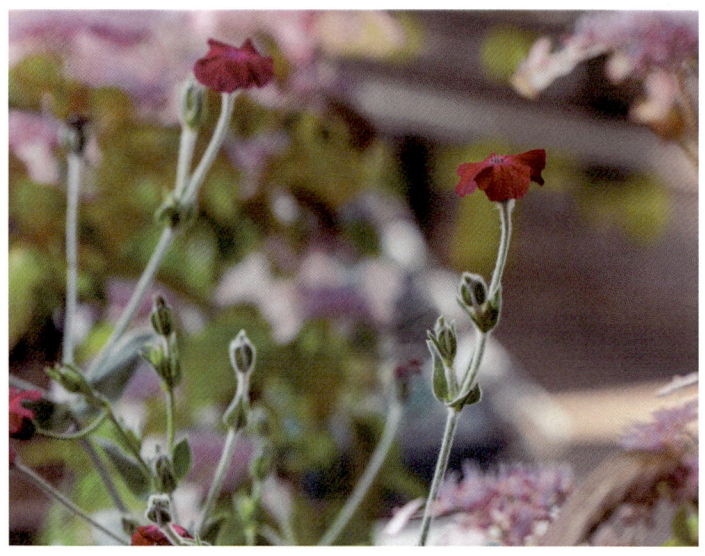

층꽃나무 잎을 만지면서 종세 어르신이 "너무 부드러워서 우단 같아요"라고 하셨죠. 그 말에 상반기 정원치유 프로그램에서 어르신들과 함께 심었던, 벨벳처럼 부드럽고 은회색 잎을 가진 우단동자가 떠올랐습니다.

    보라빛에서 자주빛으로 이어지는 선명한 화색도 눈에 띄지만, 잎 표면의 미세한 털 덕분에 손끝에 닿는 느낌이 포근하고 보송보송합니다. 우단동자 잎의 질감을 손끝으로 느끼면서 어르신들은 어떤 옛 추억을 떠올릴까요? 할머니가 짜 주셨던 보송보송한 털실 장갑이 떠오르는 날입니다.

정원은 오늘 보랏빛

4회기(2025년 9월 22일)

오늘은 반가운 얼굴, 혜숙 어르신이 다시 우리와 함께하셨습니다. 열 명의 어르신 중에 가장 젊은 동생인 혜숙 어르신은 지난 5월, 요양보호사 공부를 위해 잠시 떠났었는데요, 다행히 공부를 무사히 끝낸 후 합격의 영광을 안고 우리 곁으로 돌아왔습니다.

이제나저제나 오실까 궁금했는데 혜숙 어르신의 깜짝 등장은 정말 뜻밖의 기쁨을 안겨 주었습니다. 박수도 치고 손도 붙잡고 너나 할 것 없이 앞다투어 안부를 묻자, 공부가 힘들어 입술이 부르트기도 하고 현장 실습으로 온몸이 녹초가 되기도 하셨다네요.

그래서 이곳 치유정원에서의 힐링이 다시 필요했던 걸까요? 잘 오셨습니다. 어서 오세요, 소중한 당신!

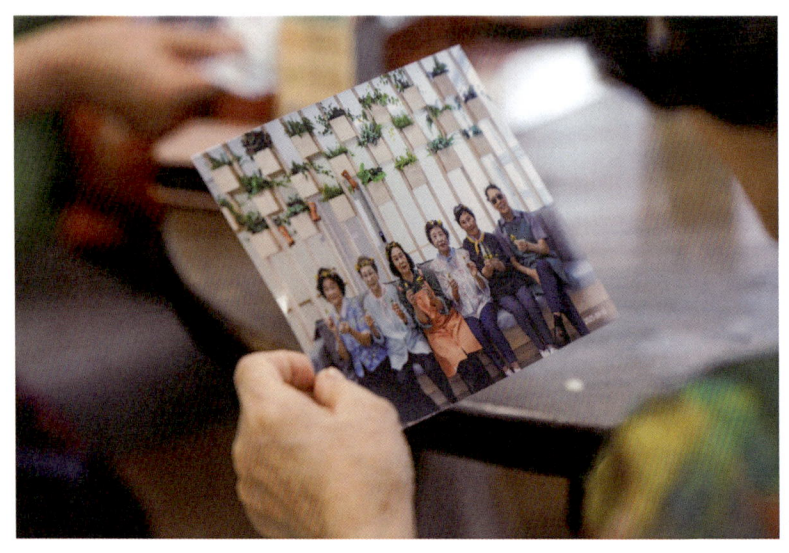

　　혜숙 어르신이 들어오실 때, 마침 저희는 지난 주 사진작가님이 찍어주신 화관 만들기 활동 사진을 감상하고 있었습니다. 어르신들께서 화관 쓴 모습을 사진으로 간직하고 싶다고 하셔서, 인화해 작은 선물로 준비했죠. 지금까지 프로그램을 진행하면서 이렇게 사진을 꼭 가지고 싶다고 말씀하신 적은 처음이라, 참 흐뭇하고 기뻤습니다.

　　화관은 권력이나 권위를 상징하거나 아름다움을 찬미하기 위한 왕관은 아니지만, 그런 의미를 지닌 왕관을 꽃으로 만들어 직접 써보는 경험은 색다른 즐거움을 선사합니다. 화관을 쓴 자신의 모습을 거울에 비춰 보면서 떠오른 새로운 감정이 어르신들의 마음에 좋은 추억으로 남아있길 바랍니다.

　　가을은 열매와 결실의 계절입니다. 꽃이 진 후 맺힌 다양한 색감의 열매는 가을에 또 다른 시각적 기쁨을 선사하죠. 정원치유 프로그램은 감각이 무뎌져 가는 어르신들의 인지 건강을 돕기 위해 오감이 기억을 불러오는 통로이자 중요한 매개임을 주목합니다.

사람의 기억은 오감을 통해 느낀 작은 경험에서 시작됩니다. 꽃 향기, 잎을 스치는 감촉, 햇살의 따스함 같은 감각들은 뇌 속에 차곡차곡 쌓여, 우리의 행동을 이끌고 언어로 표현되며, 시간과 장소, 사람과의 관계를 이해하는 데 중요한 역할을 합니다.

그래서 정원은 단순한 공간을 넘어, 삶의 기억을 지켜주는 치유의 장이 됩니다. 정원치유 프로그램은 시각적 자극을 통해 꽃, 잎, 열매, 수피, 줄기의 색이 계절마다 어떻게 변화되는지 관찰하고, 이를 인지하며 기억 속에 담아 회상으로 이어지도록 합니다.

이를 위해 매주 마무리 루틴으로 그날의 기분, 감정, 감각활동 내용을 '정원사의 일기장'에 기록합니다. 이 일기장은 지금의 내가 2025년의 나를 다시 만나고 떠올리는 소중한 단서가 되어 줍니다. 일기를 쓰는 시간은 자신을 표현하는 동시에, 스스로와 깊이 마주하는 소중한 순간이 됩니다.

가을 하면 떠오르는 단풍, 국화, 코스모스처럼 어르신들께 익숙한 꽃들도 좋지만, 오늘은 보랏빛 열매가 탐스러운 좀작살나무를 준비했습니다. 5~6월에 피는 꽃을 보지 못하고 바로 열매를 마주하게 되니, 어떤 꽃에서 이렇게 고운 색감의 열매가 열렸을지 상상하는 것이 쉽지 않습니다. 여러

분은 어떠신가요? 마음껏 창의력을 발휘해 꽃을 머릿속으로 한번 그려보시길 바랍니다.

좀작살나무뿐 아니라 여러 가지 꽃과 열매를 짝지어 맞추는 퀴즈를 만들면, 어르신들의 연상 기억력과 시각적 인지 능력을 향상시키는 데 큰 도움이 됩니다. 여기에 색과 형태, 질감을 표현하는 드로잉 활동까지 연결한다면, 훨씬 더 흥미로운 경험이 될 것 같습니다.

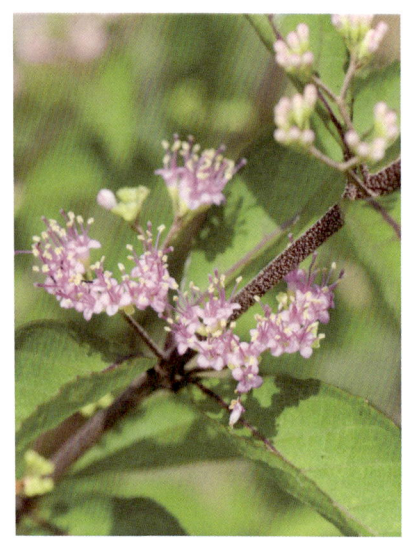 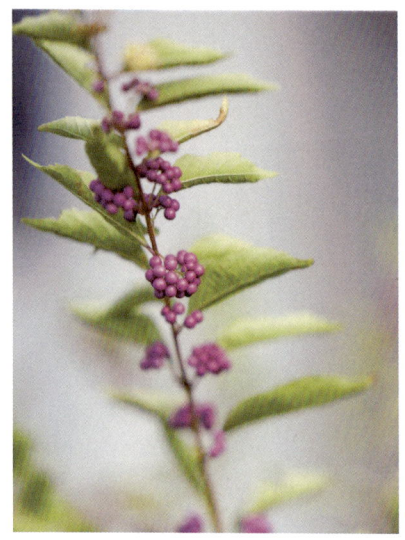

좀작살나무 꽃(좌)와 열매(우)

"가을인데, 보라색이라고?" 좀작살나무 열매를 보자마자 흥분을 감추지 못하신 옥선 어르신은 열매가 너무 이쁘다며 여기저기 살펴보셨습니다. 사진을 찍고 싶으신지 사진 작가님을 부르네요. 열매가 맺힌 모습을 보고 무엇이 떠오르는지 여쭤보자 옥선 어르신은 "작은 보라색 구슬이 옹기종기 모여있다"라고 하시고, 미자 어르신은 "보라색 포도송이 같다"라고 말씀하셨습니다.

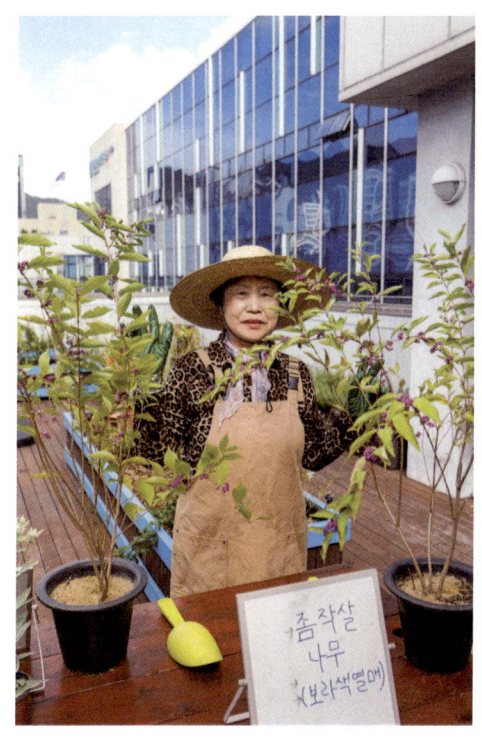

생각해보니, 여기 정원에 심어 놓은 산머루의 작은 열매에 더없이 영롱한 보라색을 입힌 모습과 참 닮았습니다. 거의 완벽한 구 모양에 부드러운 곡선이 어우려져 마음이 몽글몽글 해지는 느낌입니다.

열매도 마음껏 감상하고 사진도 찍었으니 이제 좀작살나무를 정원에 심으러 가볼까요?

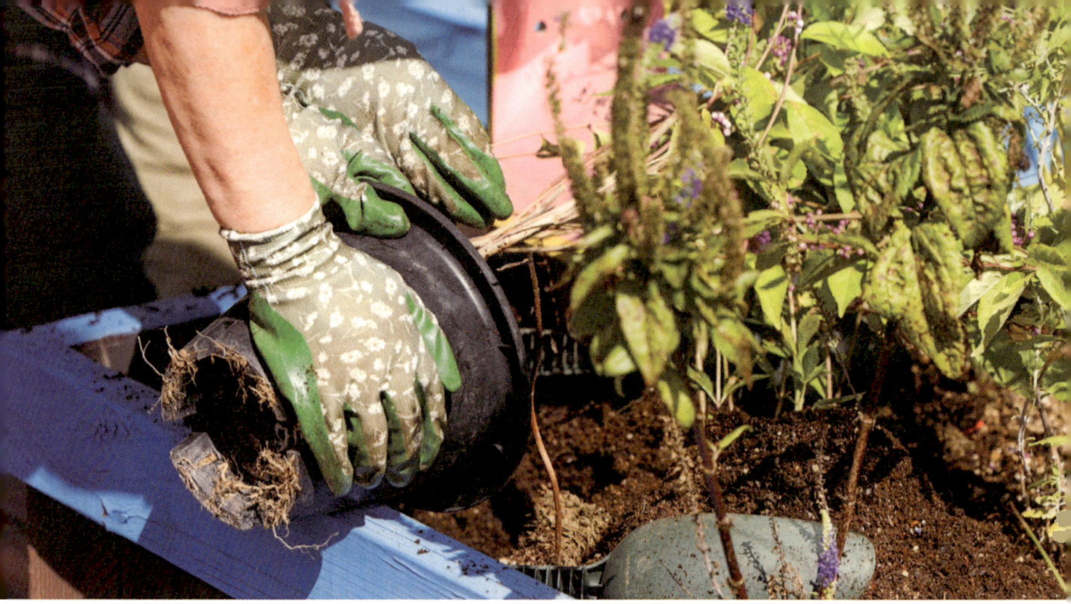

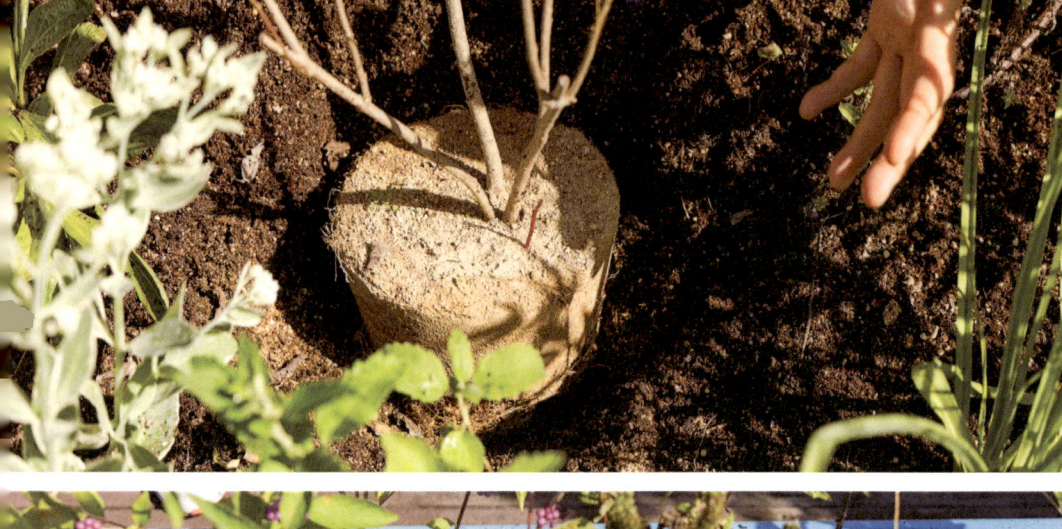
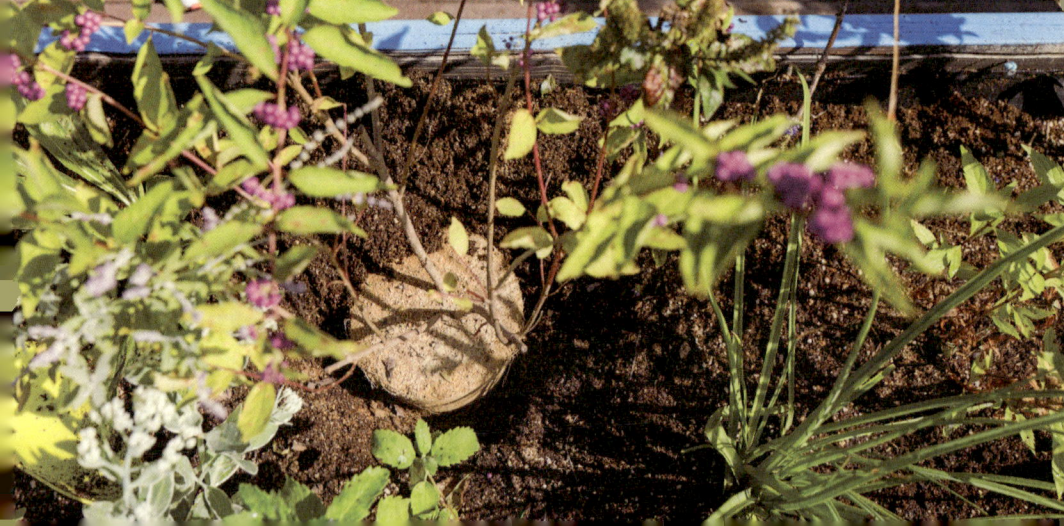

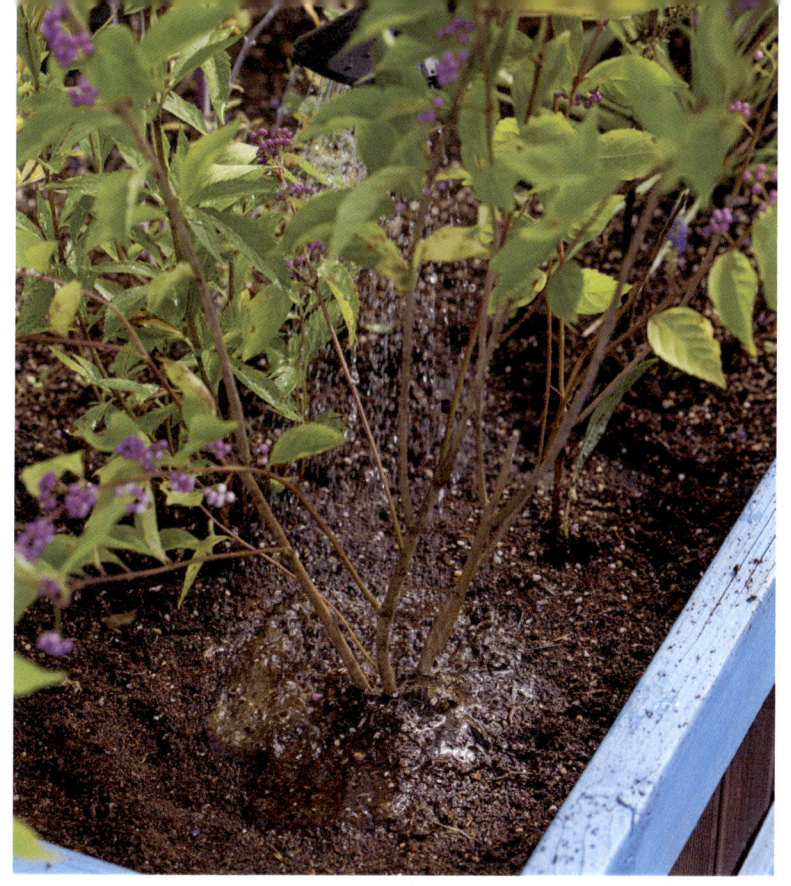

　심는 과정은 우선 화분에 담긴 식물을 화분에서 조심스럽게 분리하는 것부터 시작합니다. 화분을 살살 돌려가며 오물딱 조물딱 눌러 식물과 화분을 분리시킵니다. 그리고 화분에 담겨있던 식물의 높이 만큼 구덩이를 파고 안착시킨 후, 이어서 뿌리가 흙과 잘 밀착될 수 있도록 구덩이 주변과 지상부를 꼼꼼히 흙으로 채우고 물을 충분히 줍니다.

　비록 비 예보가 있더라도 뿌리가 흙과 하나가 될 수 있도록 식재 후에는 충분히 물을 주는 것이 중요합니다. 특히 이번에 식재한 좀작살나무는 뿌리가 화분에 가득차 있고 흙도 단단하게 뭉쳐 있어 관수 후 며칠 동안 상태를 잘 살펴보는 것이 필요합니다.

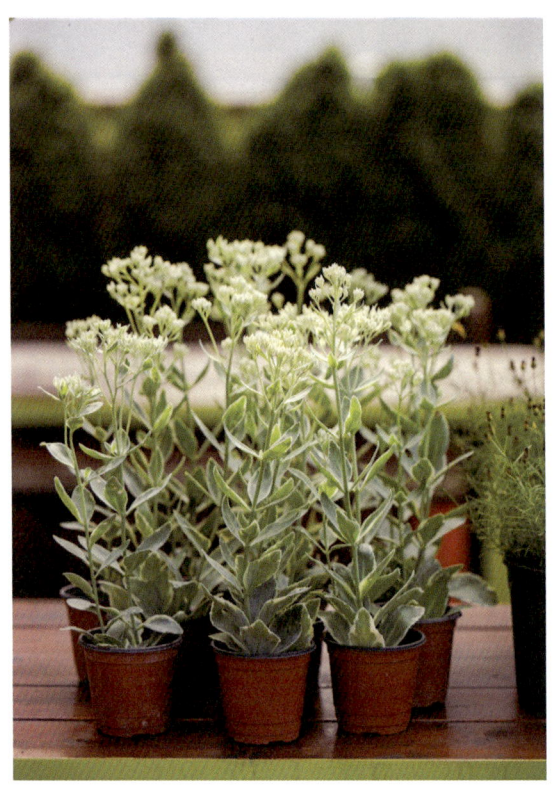

두번째 식물은 바로 꿩의비름 입니다. 늦여름부터 가을까지 꽃을 피우는 다육성 식물로, 두툼한 잎 속에 수분을 저장해 두므로 건조한 날씨가 계속되어도 살아갈 수 있는 건조에 강한 식물입니다. 분홍빛 꽃에 잎은 연한 회녹색으로 어두운 공간을 환하게 밝혀 줍니다.

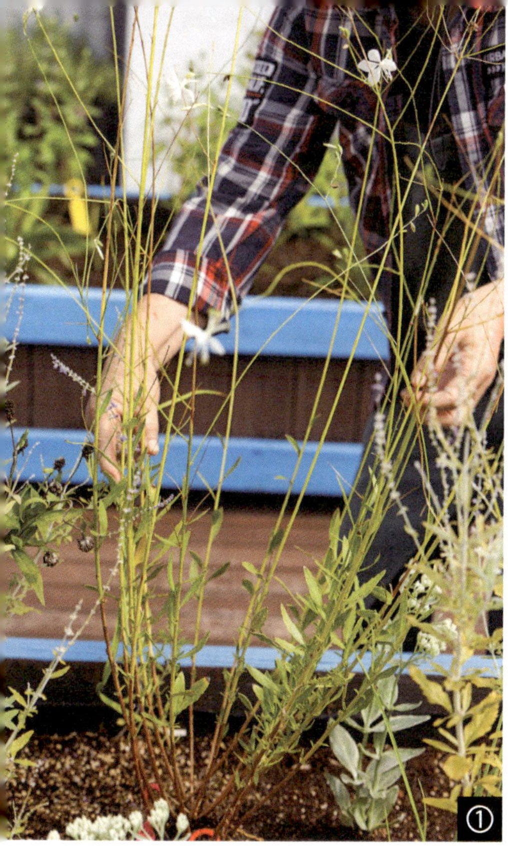

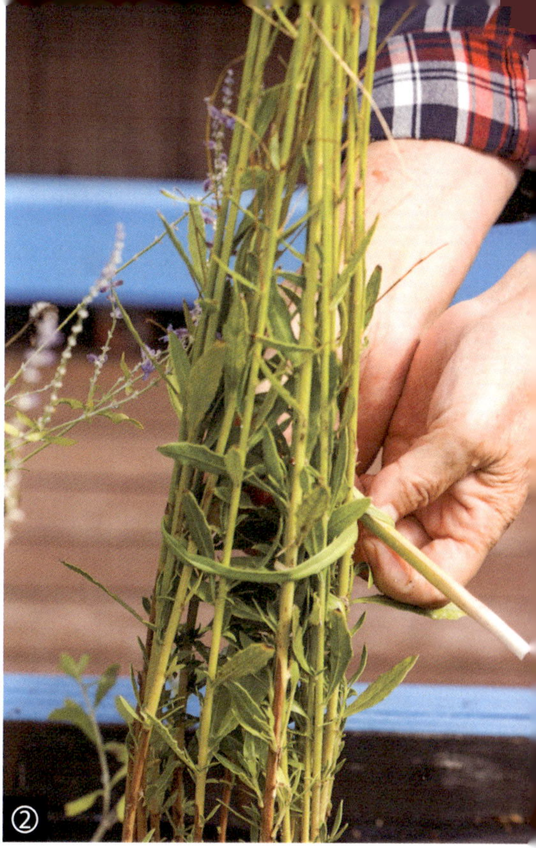

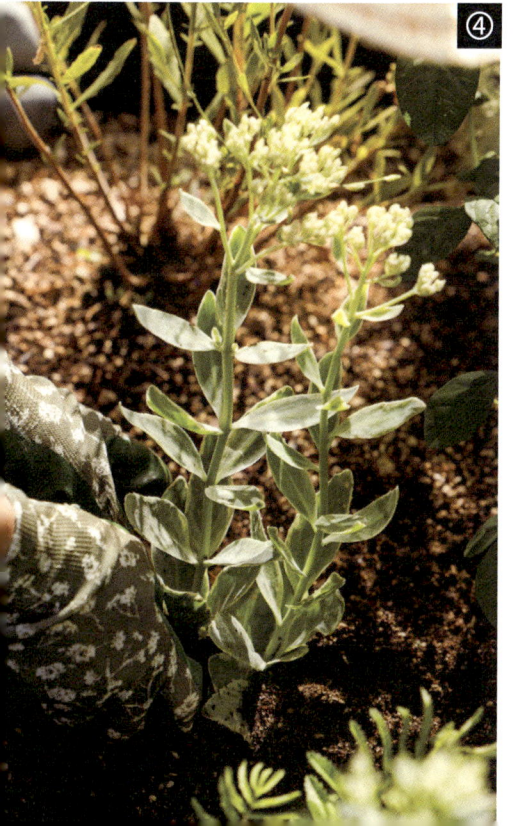
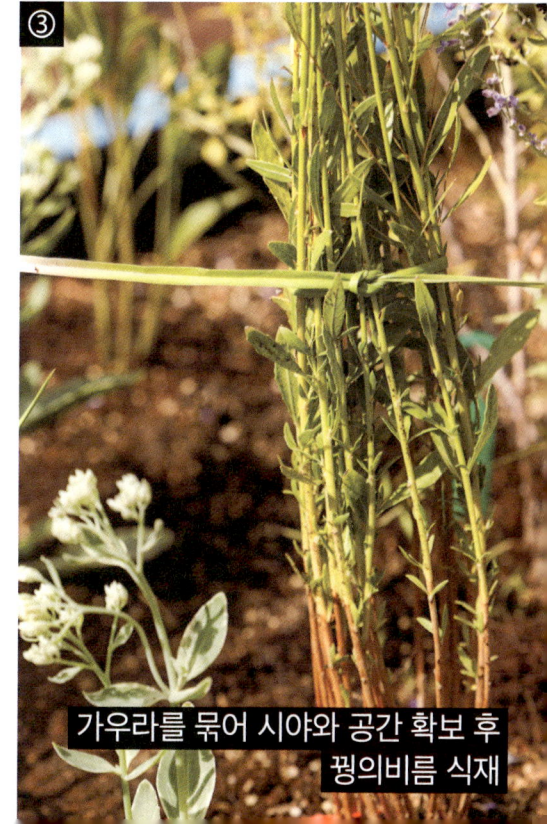

가우라를 묶어 시야와 공간 확보 후 꿩의비름 식재

식재 공간의 시야 확보를 위해서 사방으로 퍼져 있는 니포피아 잎을 하나 뚝 끊어 가우라를 머리 묶듯 단정하게 묶습니다. 확보된 공간에 꿩의비름 성장 높이와 너비를 고려하여 위치를 잡은 후 구덩이를 파고 식재하면 됩니다. 어르신들의 손이 이제 정말 능숙해지셨죠?

긴 연휴가 지나고 개화할 꿩의비름 꽃이 벌써 기대되는데요. 우산처럼 상부가 도톰한 꽃송이는 생육기 내내 단정한 모습을 유지하기 때문에 관리가 거의 필요 없으니, 편안한 마음으로 함께 감상해 보겠습니다.

정원치유 프로그램은 오감을 자극하는 정원 활동을 통해 인지 건강을 돕는 것은 물론, 몸을 움직이는 가드닝 활동으로 일상의 활력을 되찾아 주기도 합니다. 정원사의 일기장을 보니 '오늘 땀 좀 흘렸다'라고 적혀 있네요. 모두 수고많으셨습니다.

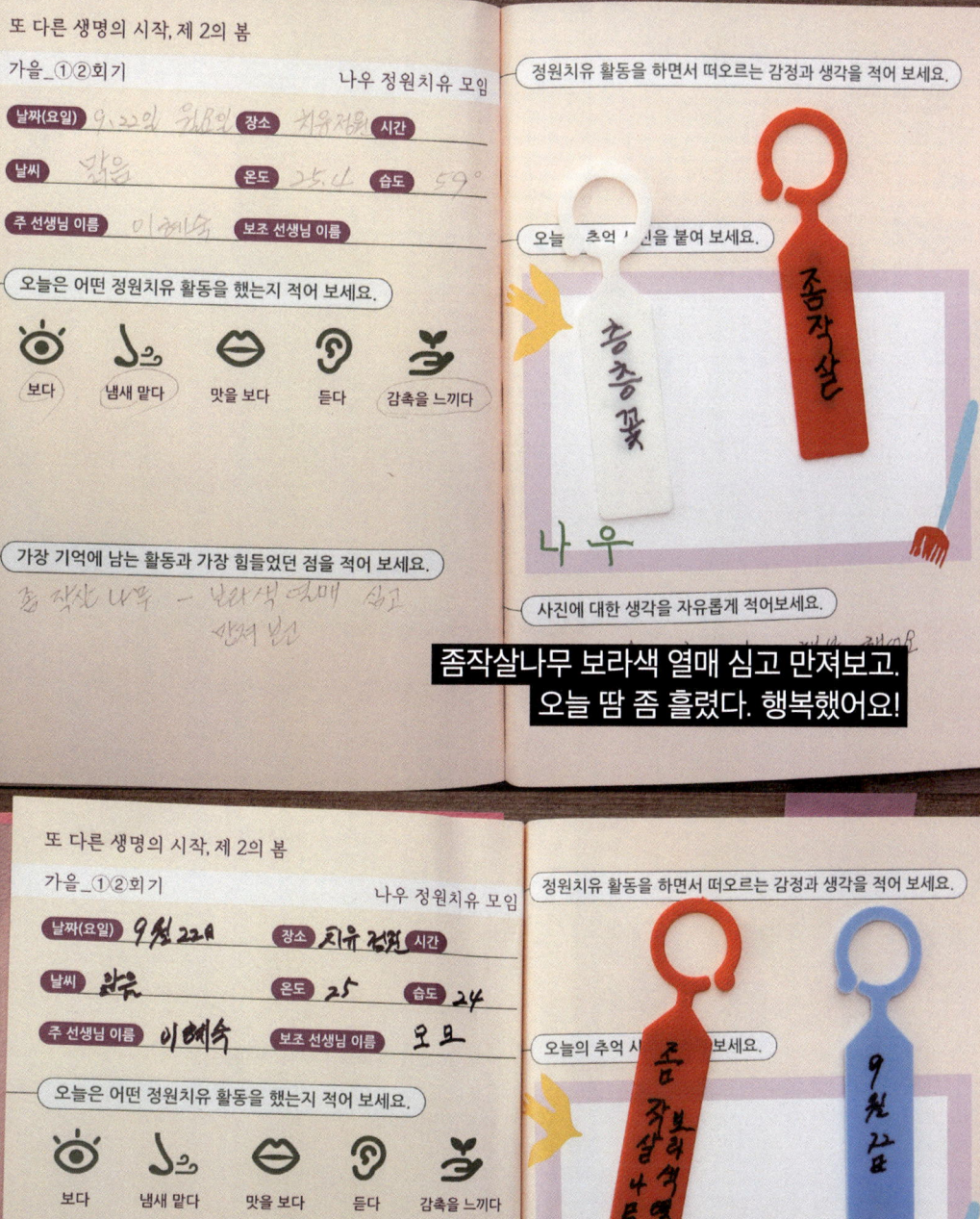

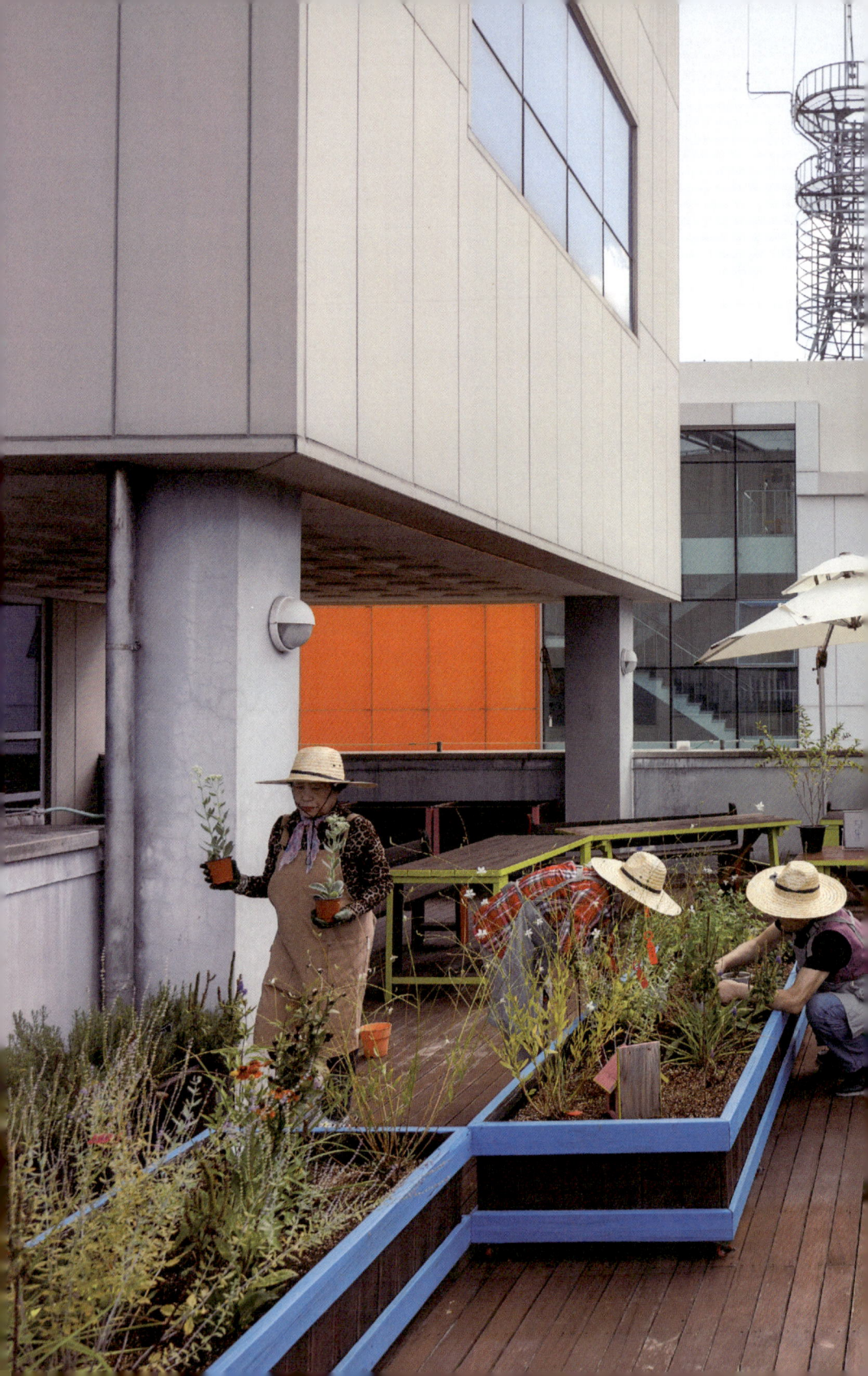

어르신들 덕분에 가을 정원이 차근 차근 만들어지고 있습니다.

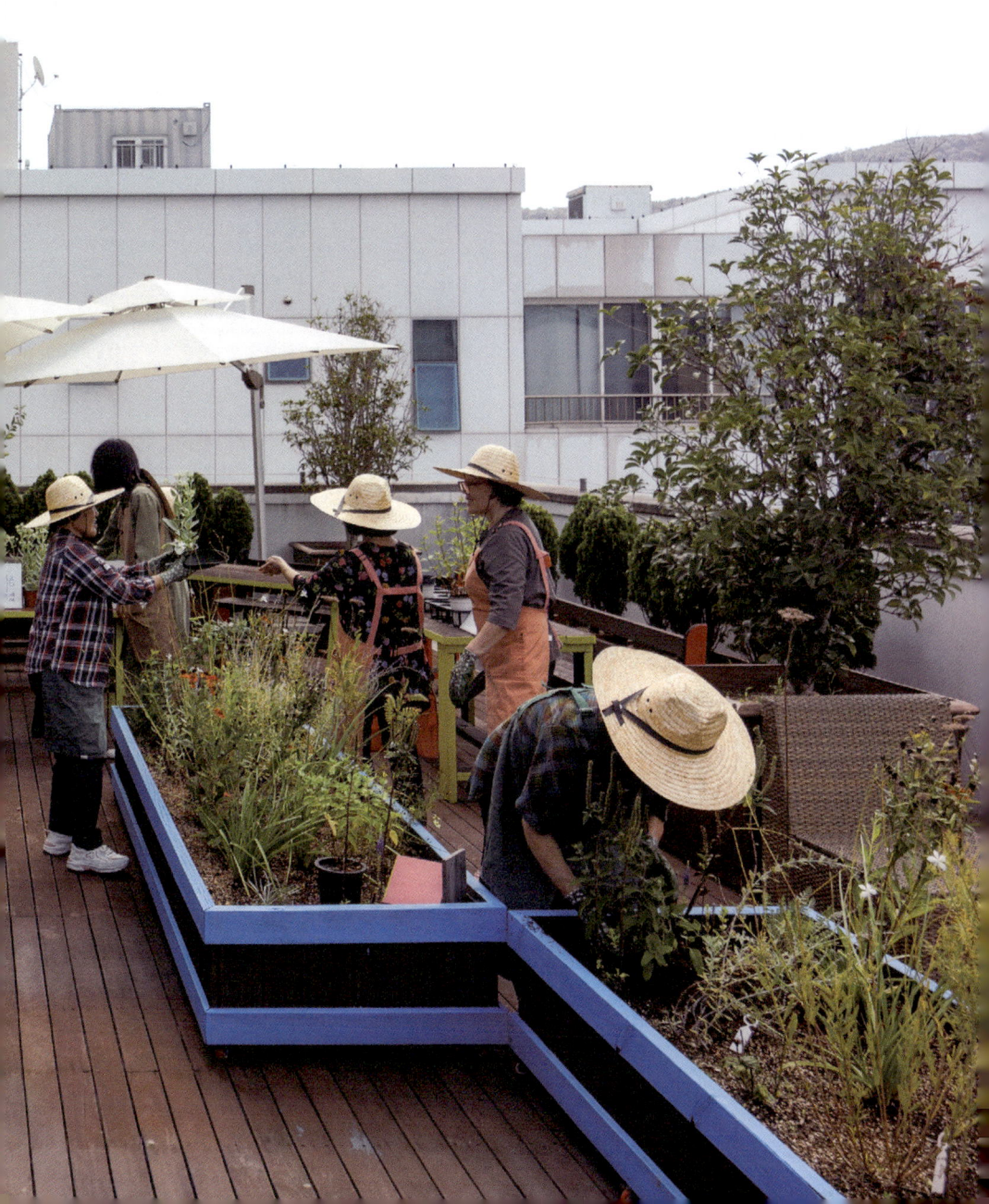

● 어르신들과 함께 가꾼 식물들: 꿩의비름, 좀작살나무

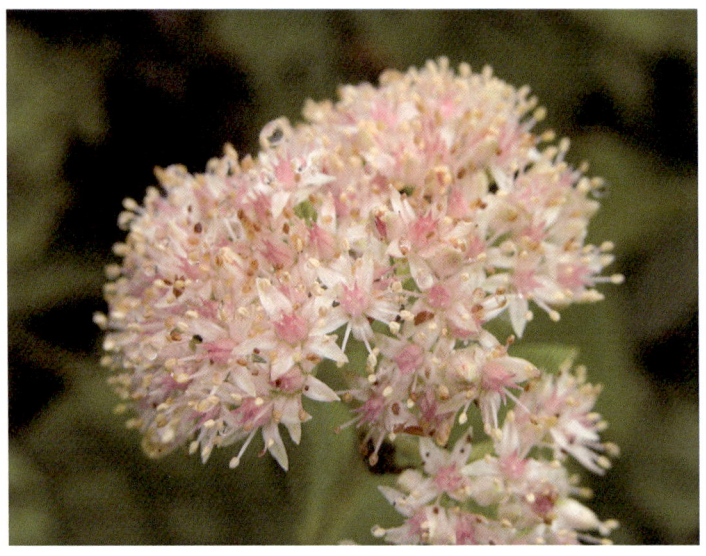

꿩의비름은 늦여름부터 가을까지 꽃을 피우며, 벌과 나비, 꽃등에 등 다양한 곤충을 불러 모으는 밀원식물이자 건조에 강한 다육성 식물입니다. 산과 들의 초지에 자라는 여러해살이풀로 전체가 밝은 녹색을 띠며 줄기는 곧게 서 있습니다. 품종에 따라 분홍색, 흰색, 자주색 등 다양한 색의 꽃이 피어납니다.

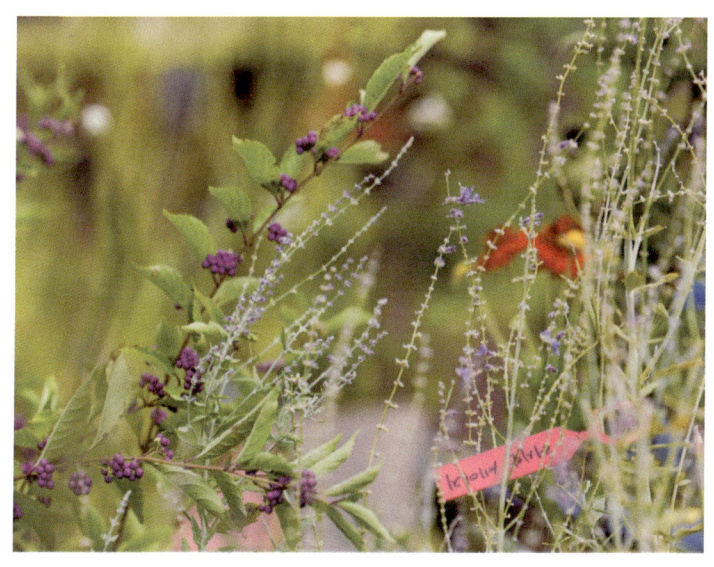

좀작살나무는 작은 키나무로, 높이는 1~1.5m, 꽃은 5~6월에 핍니다.

구슬처럼 작고 묘한 보랏빛 색감의 열매가 9~10월에 맺힙니다. '식물성 구슬'이라고 불리는 열매는 새들의 겨울 먹이가 되어 주어, 생물 다양성이 풍부한 정원을 만드는 데 매우 좋은 소재가 됩니다.

사진은 좀작살나무가 러시안 세이지와 함께 어우러진 모습입니다.

어르신들의 매직핸드,
돋보기로 보면 더 예쁘다

5회기(2025년 9월 29일)

지난주에 이어 오늘도 이곳 치유정원을 가을 식물로 단장합니다. 정원치유 프로그램은 어르신들이 주도적으로 참여하는 프로젝트 입니다. 일방적으로 돌봄을 받는 대상자가 아니라 우리 모두를 위한 정원을 함께 만들어 나가는, 일종의 창작자가 되는 셈이죠. 원래는 총 다섯 개의 화단을 두 명씩 조를 짜서 관리하는 것이 목표였지만, 어느새 그 경계는 자연스럽게 사라졌습니다. 이제는 서로가 서로의 화단을 살피며 함께 가꾸고 있습니다.

지난 5~6월, 봄~여름 식물을 심었고 이제 그 사이사이 공간에 가을 식물을 심는 과정입니다. 가을 식물로 보식이 완료되면 화단은 어느 정도 봄, 여름, 가을, 겨울 1년의 라이프 사이클을 지닌 정원 모습을 갖춘다고 볼 수 있습니다.

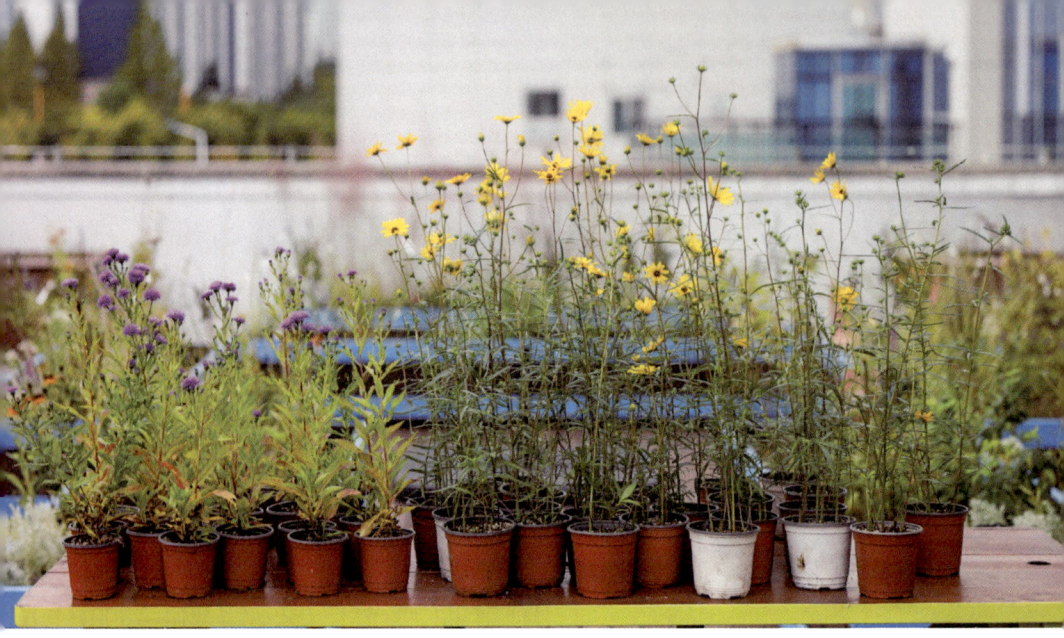

미국쑥부쟁이(좌)와 버들잎 해바라기 '골든 피라미드'(우)

오늘 준비한 가을 식물은 미국쑥부쟁이와 버들잎 해바라기 '골든 피라미드'입니다. 가을은 '정원에 있어 제2의 봄'이라 불리는데요, 그런 가을 정취와 풍경을 만들어내는 소재로 미국쑥부쟁이와 버들잎 해바라기는 손색이 없죠.

늦여름에서 늦가을까지 피고 지는 미국쑥부쟁이는 좀작살나무 열매와 유사한 보라색 꽃을 지니고 있고, 일명 애기해바라기라고 불리는 버들잎 해바라기 '골든 피라미드'는 황금빛 노란색 꽃입니다. 들판에서 흔히 볼 수 있는 꽃이기 때문에 소박한 매력으로 옛 가을 풍경을 떠올리게 해 줍니다.

어르신들이 여름에 얼굴이 큰 해바라기를 심고 싶다고 말씀하셨는데 비록 베이비 사이즈이긴 하지만 마음에 들어

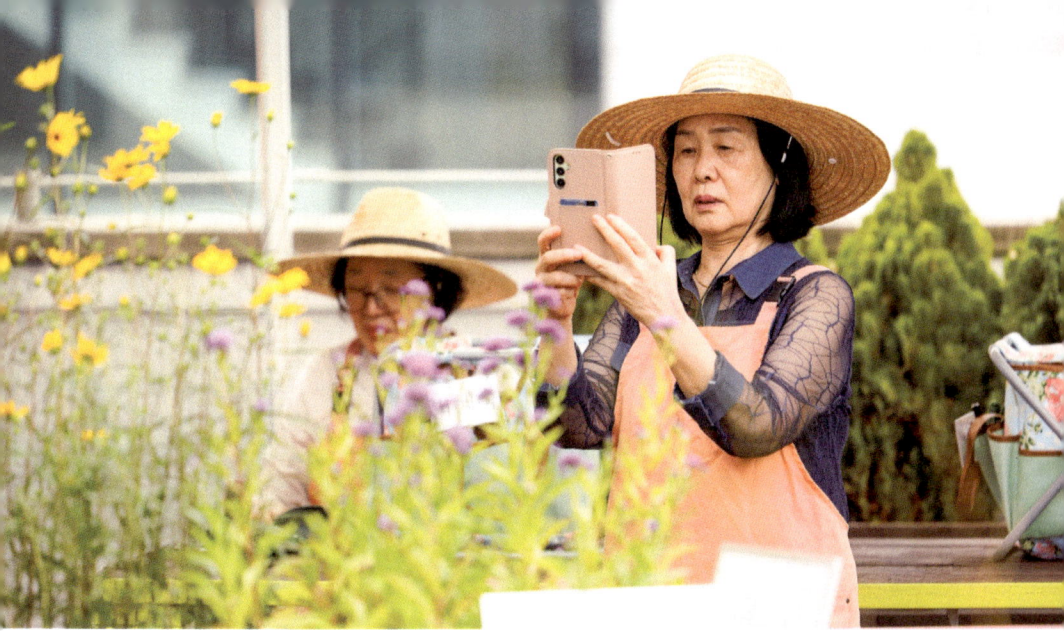

몰래 자리에서 일어나 조용히 식물 사진을 찍는 미자 어르신

하셨으면 좋겠습니다.
　미자 어르신은 테이블 위에 놓인 이들 식물에 눈길을 주더니 유심히 쳐다보고 이내 사진을 찍습니다.
　식물에 대한 관찰력이 뛰어나신 어르신께서는, 새로운 식물을 보면 언제나 호기심 어린 눈길로 조심스레 다가가 손끝으로 만져보거나 자세히 살펴보시는 모습을 여러 번 뵈었습니다. 그래서 이번 일도 특별히 낯설게 느껴지지 않았습니다.
　조용히 자리에서 일어나 식물 곁으로 다가가는 어르신의 모습이 사뭇 진지해 보입니다.

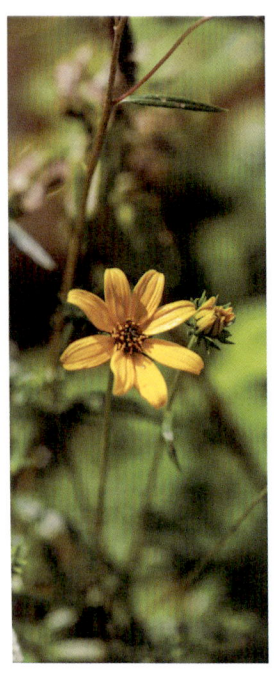
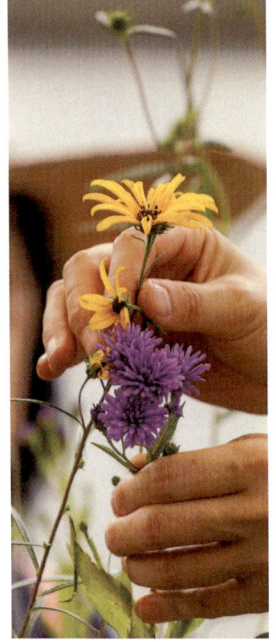
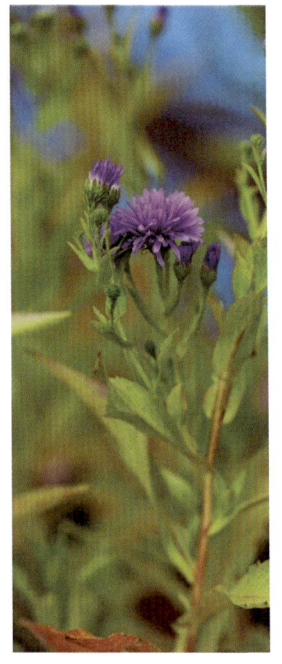

　　미자 어르신 말씀처럼, 버들잎 해바라기 '골든 피라미드'의 밝고 따뜻한 황금빛 노란색은 어둡고 생기 없던 정원을 보름달처럼 환하게 밝혀 줍니다.
　　옆에 보라색 미국쑥부쟁이를 이웃하여 심으면 서로의 색이 더 선명하게 보여 시각적 인지에 도움을 줄 수 있습니다.

식물을 심기 전에 우리의 루틴이 하나 있죠. 지난주 식재한 좀작살나무와 층꽃나무에 이름표를 달아주는 작업인데요. 기억 속 저장고에서 식물의 모습과 위치를 떠올리며 화단을 찾아가, 식물을 알아보고 이름표를 달아주는 작은 미션입니다.

제법 다양한 식물들이 식재되어 있어 만만치 않습니다. 인지장애, 즉 소위 '치매'는 가장 최근의 기억부터 점차 도미노가 쓰러지듯 사라집니다. 어린 시절과 같은 옛 기억이 비교적 오래 유지된다고 하는데요.

그래서 어르신들의 남아 있는 기억을 가능한 한 오래 지켜드리기 위해 익숙한 풍경으로 환경을 조성합니다. 낯설지 않아 마음이 편안해지고 옛 노래를 들으며 옛 과자를 맛보는 동안 오래된 기억들이 자연스럽게 되살아나기도 합니다.

지난주의 기억은 최근의 기억이자 다소 새로운 정보입니다. 좀작살나무 이름을 어르신들과 서너 번 반복해서 외쳐도 이름이 길거나 낯설면 입속에서만 맴돌기 마련입니다. 자생종이든 외래종이든 이름이 길거나 영어 학명이 포함되어 있으면 더 난관이고요.

다행히도 '꽃이 층층이 피어서 층꽃나무', 보조 선생님의 이름 '모모'처럼 단순하고 명료한 단어는 쉽게 잊히지 않습니다.

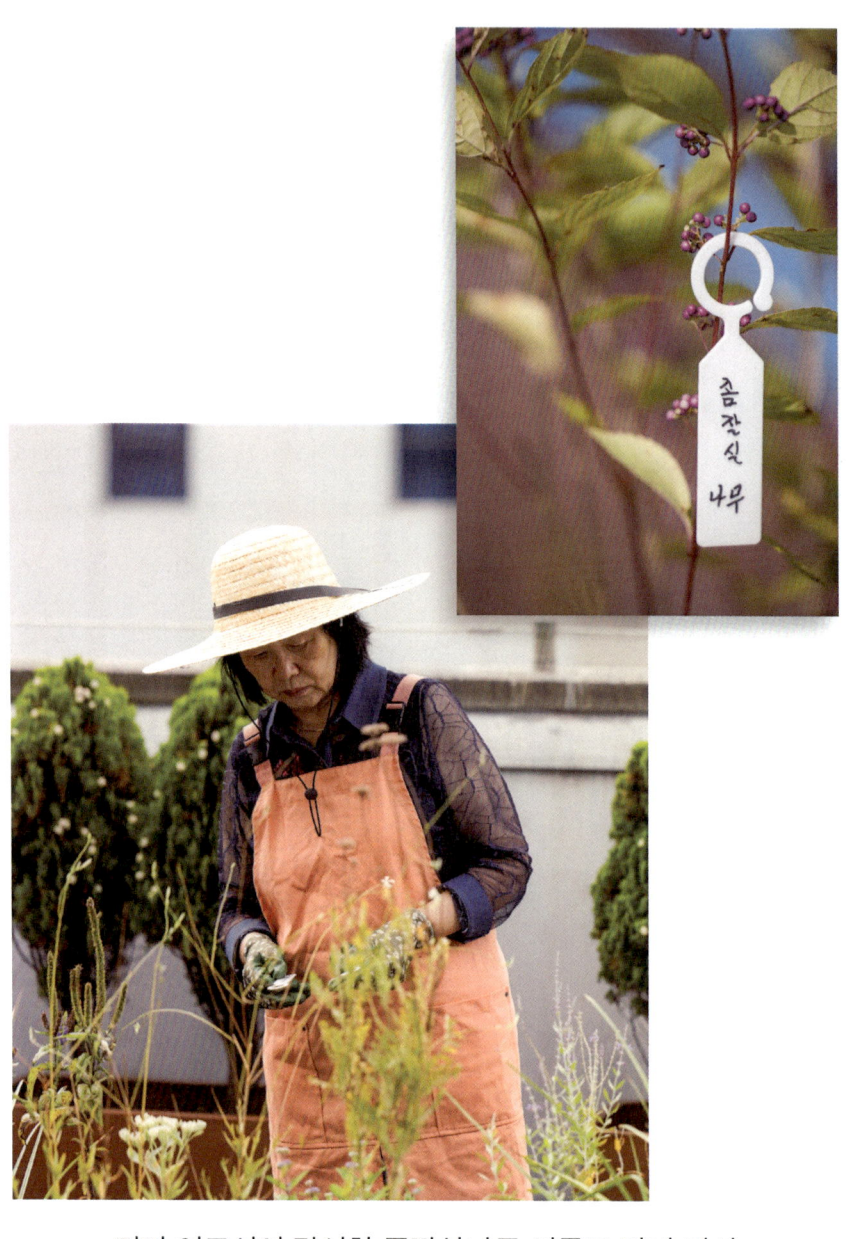

미자 어르신이 달성한 좀작살나무 이름표 달기 미션

매 회기 프로그램은 순수한 가드닝 활동과 정원에 심은 식물 소재를 활용한 정원 유희 활동으로 이루어져 있습니다. 식물 잉크 세밀화를 그리거나 화관을 만드는 활동은 정원 유희 활동에 해당됩니다.

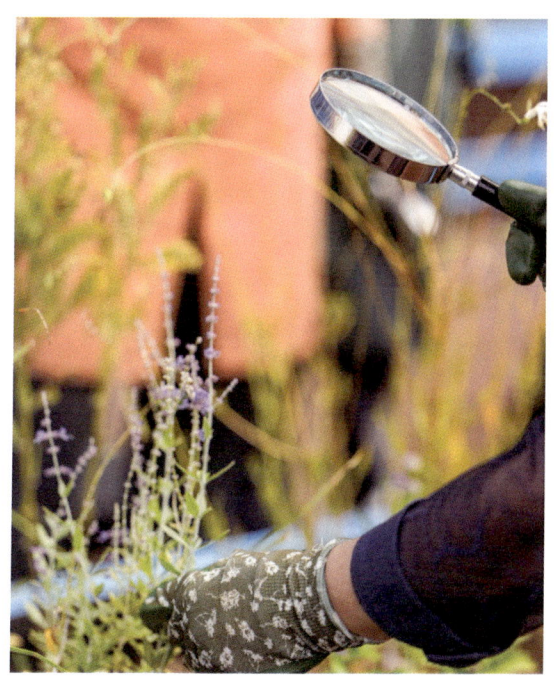

오늘은 어르신들의 한쪽 손에는 돋보기가 들려 있죠. 열매와 꽃이 크고, 색이 밝고 선명하면 어르신들이 식별하는 데 큰 도움이 됩니다.

인지장애는 종종 시력 저하를 동반하기 때문에, 인지 친화 정원을 조성하거나 식물을 선택할 때에는 주 이용자인 어르신의 시각에서 생각하는 디자인 사고가 꼭 필요합니다.

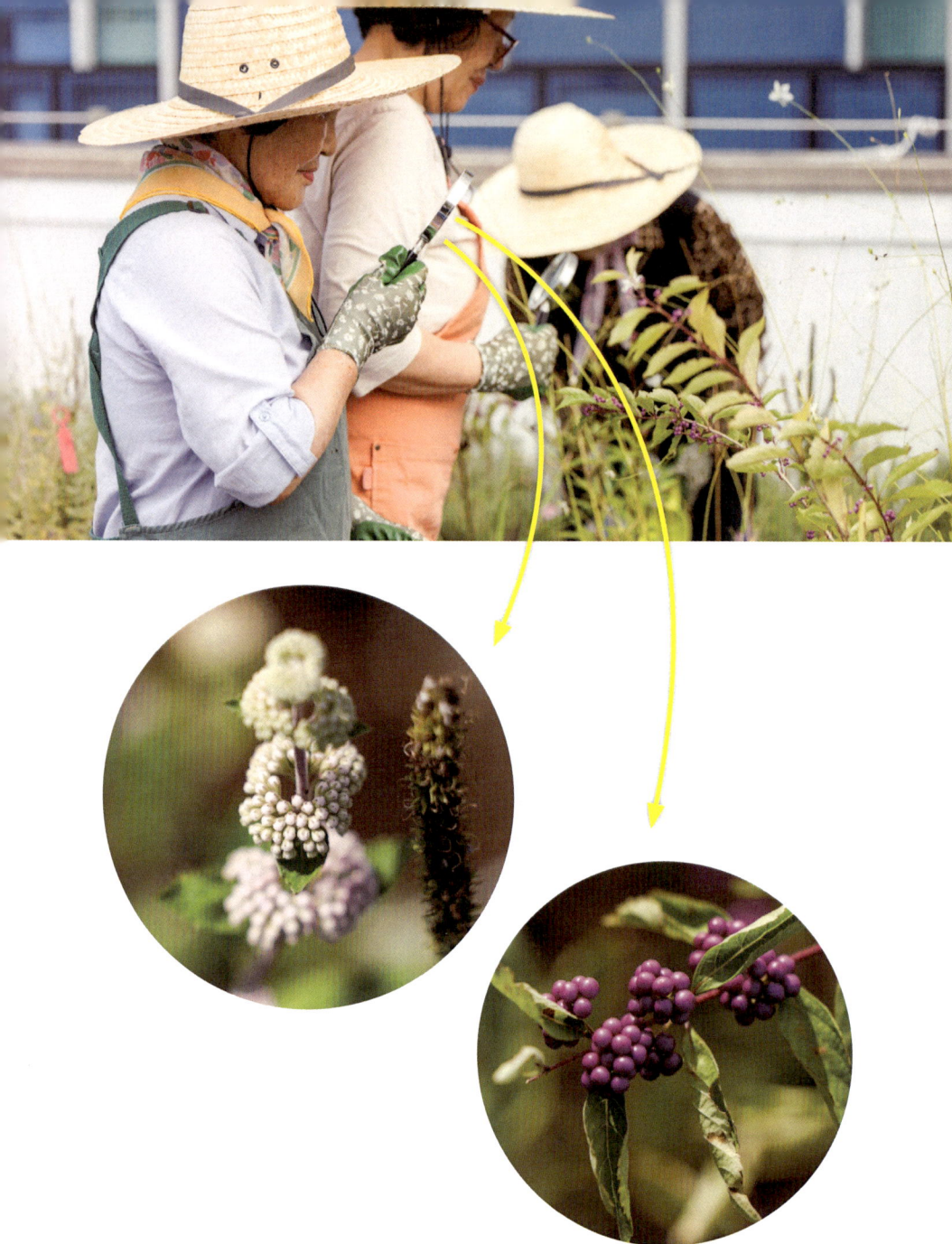

돋보기로 식물을 더 알아가기

돋보기는 꽃과 열매가 크지 않거나, 식물의 결을 세밀하게 관찰해야 할 때 아주 유용한 도구입니다. 층꽃나무의 깨알만 한 꽃망울을 팝콘 튀기듯 뻥 튀겨 확대해 보고, 좀작살나무의 앙증맞은 보랏빛 열매를 포도만큼 키워도 보고, 톱풀의 시든 갈색 꽃이 검은 씨앗으로 변하는 순간까지 포착해 주는 '매직핸드'라고 할 수 있습니다. 그렇게 세밀히 관찰하면서 스케치북에 조심스레 담아내는 과정을 통해, 어르신들은 식물과 더욱 친밀해집니다.

이곳 기준의 시간으로 보자면 다음 주는 추석 연휴입니다. 긴 추석 연휴로 2주 후에 어르신들을 뵙게 될 텐데요, 아쉬운 마음, 고마운 마음 그리고 추석을 기념하는 마음을 담아 오늘은 송편을 나눠 먹었습니다.

식물도 심고 물도 주고 땀을 많이 흘리셨는데 힘이 되었으면 합니다. 사진작가님, 영상팀 팀원분들에게 송편을 입에 넣어 주신 따뜻한 마음도 잊지 않겠습니다.

그럼 오늘도 어르신들의 일기장으로 이번 에피소드를 마무리하겠습니다.

또 다른 생명의 시작, 제 2의 봄

가을_①③회기   나우 정원치유 모임

날짜(요일) 2025.9.29 장소 치유정원 시간 11시
날씨 맑음 온도 25.5° 습도 51
주 선생님 이름 이혜숙 보조 선생님 이름 모모

오늘은 어떤 정원치유 활동을 했는지 적어 보세요.

 보다   냄새 맡다   맛을 보다   듣다   감촉을 느끼다

꽃은 피라밋.(노란색)
아스터 (보라색)

가장 기억에 남는 활동과 가장 힘들었던 점을 적어 보세요.

꽃심기. 꽃에 물주기
돋보기로 식물을 보니. 더 많고 아름답고
예뻐 보였다.

정원치유 활동을 하면서 떠오르는 감정과 생각을 적어 보세요.

웃고 행복 했습니다.

오늘의 추억 사진을 붙여 보세요.

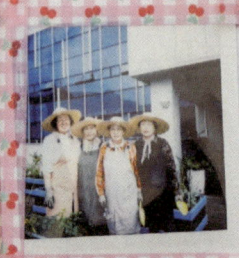 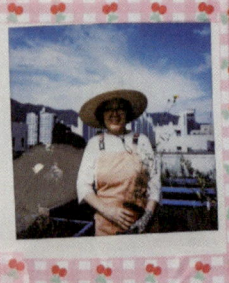

사진에 대한 생각을 자유롭게 적어보세요.

꽃 심기, 꽃에 물주기. 돋보기로 식물을 보니 더 아름답고 예뻐 보였다.

또 다른 생명의 시작, 제 2의 봄

가을_①③회기   나우 정원치유 모임

날짜(요일) 맑음 월요일 장소 치유정원 시간 29
날씨 맑음 온도 26도 습도 50
주 선생님 이름 이혜숙 보조 선생님 이름 모모씨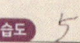

오늘은 어떤 정원치유 활동을 했는지 적어 보세요.

 보다   냄새 맡다   맛을 보다   듣다   감촉을 느끼다

꽃은
피라밋 노랑   아스터 보라
           돋보기 (노랑)

가장 기억에 남는 활동과 가장 힘들었던 점을 적어 보세요.

돋보기 보고 더 이쁘다
좀 작살나무 층층이 보라

오늘의 추억 사진을 붙여 보세요.

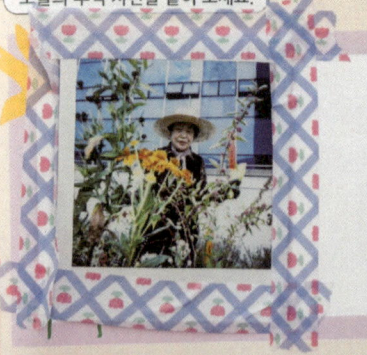

사진에 대한 생각을 자유롭게 적어보세요.

좀작살나무, 층층이꽃을 돋보기로 보니 더 이쁘다.

또 다른 생명의 시작, 제 2의 봄

가을_①③회기　　　　　나우 정원치유 모임

- 날짜(요일): 9.28
- 장소: 치유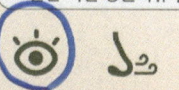
- 시간: 10:55
- 날씨: 맑음
- 온도: 25.4
- 습도: 53
- 주 선생님 이름: 이혜숙
- 보조 선생님 이름: 모모

오늘은 어떤 정원치유 활동을 했는지 적어 보세요.

 보다　냄새 맡다　맛을 보다　듣다　 감촉을 느끼다

골든 피라잇 (노랑색)
아스터 (보라색)

가장 기억에 남는 활동과 가장 힘들었던 점을 적어 보세요.

같이 꽃을 심었고 모모샘같이
활동한게 너무 재미

정원치유 활동을 하면서 떠오르는 감정과 생각을 적어 보세요.

다 함께해서 즐거웠습니다.
돋보기로 식물을 관찰해서 더 이쁘고
신기 했습니다.

오늘의 추억 사진을 붙여 보세요.

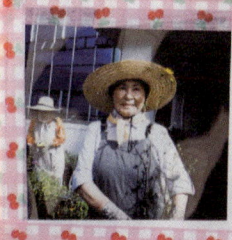 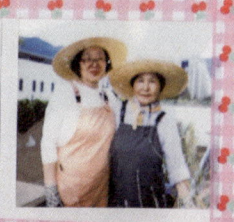

사진에 대한 생각을 자유롭게 적어보세요.

> 같이 꽃 심고 모모 선생님과 같이 활동해서
> 너무 재미있었습니다. 다 함께해서 즐거웠습니다.
> 돋보기로 식물을 관찰해서 더 이쁘고 신기했습니다.

또 다른 생명의 시작, 제 2의 봄

가을_①③회기　　　　　나우 정원치유 모임

- 날짜(요일): 9월 29
- 장소: 치유정원
- 시간:
- 날씨: 맑음
- 온도: 25.7
- 습도:
- 주 선생님 이름: 이혜숙
- 보조 선생님 이름: 모모

오늘은 어떤 정원치유 활동을 했는지 적어 보세요.

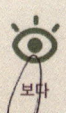 보다　 냄새 맡다　 맛을 보다　 듣다　 감촉을 느끼다
너무 좋다.

가장 기억에 남는 활동과 가장 힘들었던 점을 적어 보세요.

보라 치킨이 꽃, 층층이 꽃이 돋보기로 보니 더 이뻐요

정원치유 활동을 하면서 떠오르는 감정과 생각을 적어 보세요.

오늘의 추억 사진을 붙여 보세요.

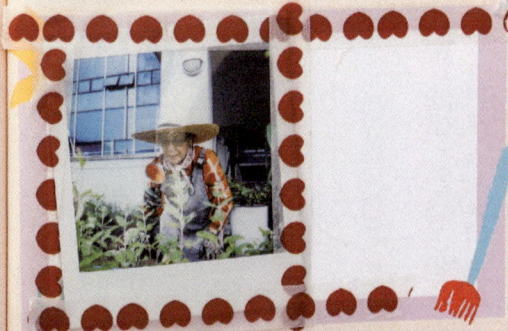

사진에 대한 생각을 자유롭게 적어보세요.

> 보라 층꽃나무를 돋보기로 보니 더 이쁘다.
> 너무 좋았다.

● 어르신들과 함께 가꾼 식물들: 미국쑥부쟁이,
　　　　　　　　　　　　버들잎 해바라기 '골든 피라미드'

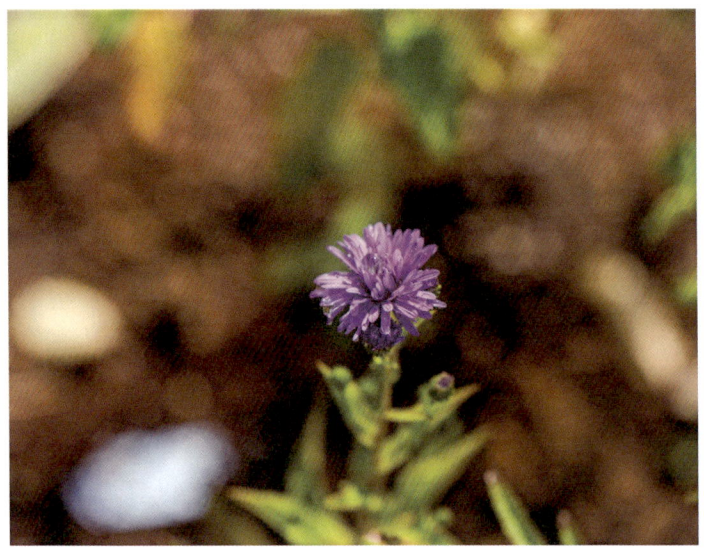

미국쑥부쟁이는 가늘고 작은 보라색 꽃을 늦가을까지 오래 피우며, 척박한 토양과 건조한 환경 속에서도 강한 생명력을 보여줍니다. 키는 50~150cm 정도로 곧게 자라며, 작은 꽃들이 모여 군락을 이루어 풍성한 느낌을 줍니다. 작은 꽃들이 한가득 모여 핀 모습은 시각적으로 안정감과 리듬감을 주고, 바람에 살짝 흔들리는 줄기와 흩날리는 꽃은 감각적으로 즐거움을 선사합니다.

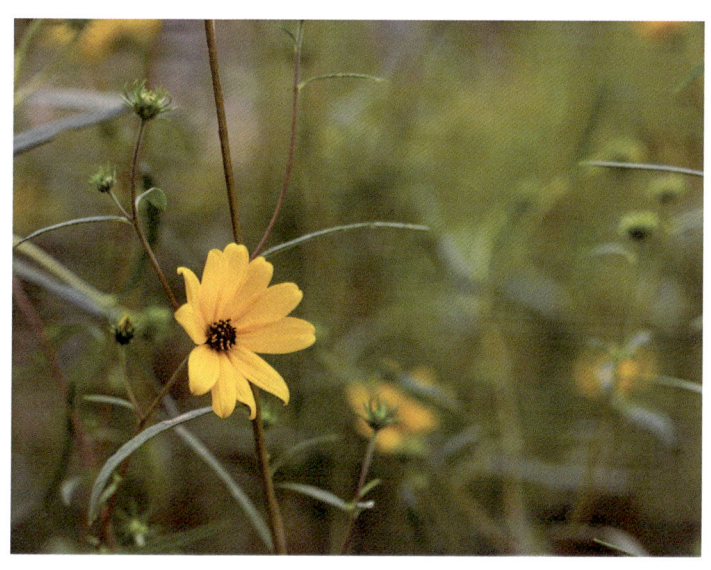

　　　버들잎이라는 이름처럼, 잎은 좁고 길며 버드나무 잎을 닮았습니다. 늦여름에서 가을 사이에는 황금빛의 작은 해바라기꽃이 피며, 키는 150~200cm 정도로 크게 자랍니다. 비교적 건조한 환경에도 강해, 가을 정원에서 수직적인 포인트를 주거나 절화로 활용하기 좋습니다. 선형 잎의 독특한 질감과 황금빛 가을꽃은 시각적으로 아름다운 자극을 주며, 키 큰 구조적 식물로서 공간을 나누거나 정원에서 길을 안내하는 역할도 할 수 있습니다.

정원에 손님이 오셨어요

6회기(2025년 10월 13일)

오늘은 서울과 대구에서 손님이 오셨습니다. 어르신들의 정원치유 프로그램을 후원해 주신 파트너 기업 '한국에자이' 기업사회혁신 관계자들이신데요, 정원치유 활동을 어르신들과 함께 체험하고 소통하면서 따듯한 시간을 나누고자 시간을 내어 주셨습니다.

처음 보는 얼굴이 서로에게 낯설지 않을까 걱정했지만 모든 게 기우였습니다. 정원은 가을 향기뿐만 아니라 진한 사람 향기와 온기로 가득 찬 공간이 되었습니다. 쑥스러운 듯 서로가 서로에게 인사를 나눴습니다.

"오늘 어르신들과 함께 정원에서 즐거운 추억을 만들어 보려고 합니다. 잘 부탁드립니다."

치매 파트너 플러스 '추억동행자' 자원봉사자분들도 함께해 주셨습니다. 치매 파트너는 인지장애에 대한 이해를 바탕으로 일상에서 치매 환자와 가족을 배려하는 따뜻한 동반자로 활동하고 계십니다. 바쁘신 와중에도 함께 해 주셔서 감사합니다.

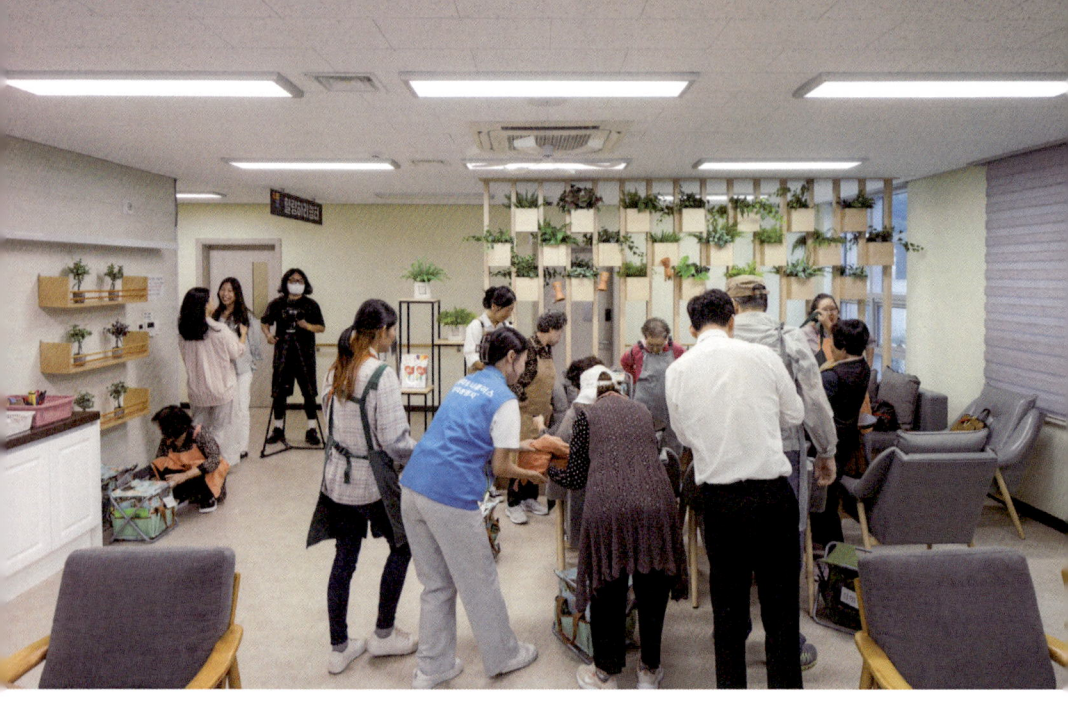

치유정원의 오전

　　원고를 정리하며 사진을 살펴보던 중, 한 장의 사진에 시선이 머물렀습니다. 여백 없이 꽉 채워진 이 공간이 마침내 제 쓸모를 다하고 있다는 생각이 들면서 문득 작년 이맘때의 기억이 떠올랐죠. 당시 '사회적경제 SE 브릿지 공모전' 최종 심사 발표에서 인용했던 독일 화가 아돌프 멘첼의 「Afternoon in the Tuileries Gardens, 튈르리 정원의 오후 (1867)」 그림이 다시 생각났습니다.

　　멘첼은 다양한 연령, 계층, 국적을 가진 사람들이 이질감 없이 자유롭게 섞여 있는 파리 튈르리 정원의 어느 평범한 오후를 생동감 있게 전하고 있습니다.

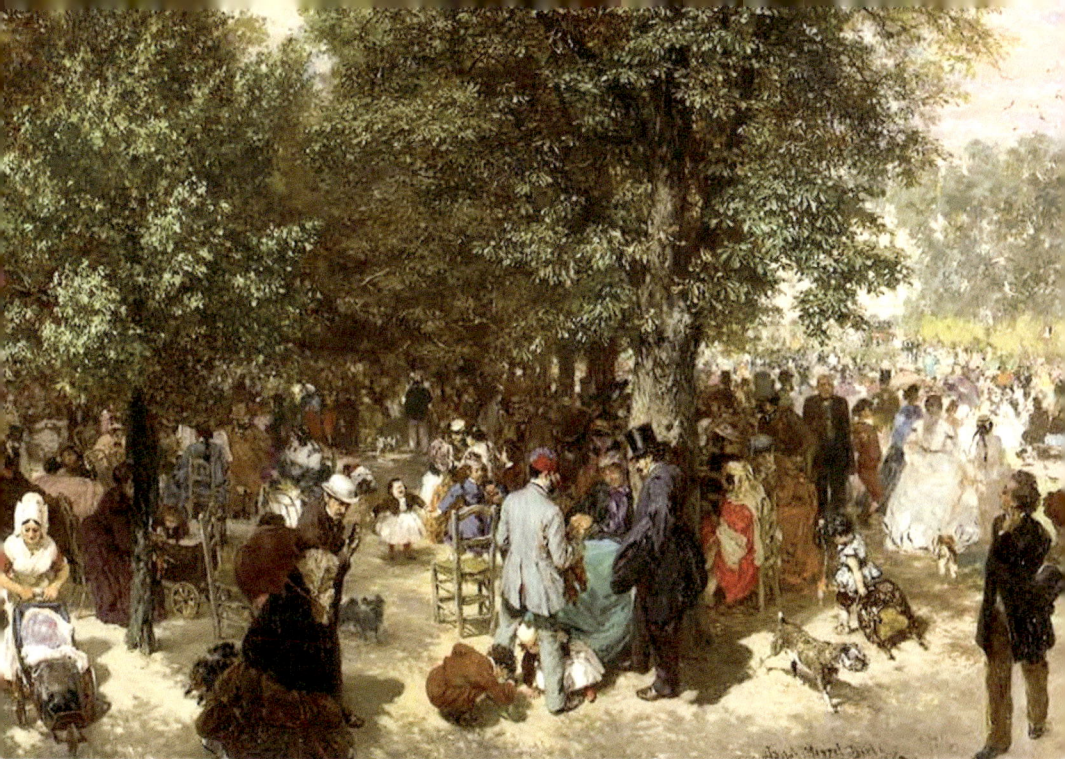

「튈르리 정원의 오후」

뛰어노는 아이들, 여가를 즐기는 신사, 유모차를 끄는 여인, 빨간 풍선을 놓친 아이, 특별할 것 없는 우리의 일상이 정원에서 펼쳐지고 있습니다. 그 광경이 마치 오늘 이곳에 펼쳐진 듯했습니다.

이렇게 경계 없이 모두가 한데 어우러지는 생동감을 사진에서 발견하고 「치유정원의 오전」이라는 이름을 붙여 보았습니다(물론 이곳은 치유정원과 곧장 연결된 실내 쉼터이긴 하지만요). 어르신들이 치매라는 이유만으로 사회에서 고립되지 않고, 치매여도 함께하는 돌봄 커뮤니티의 모습이 멘첼의 그림처럼 바로 여기, 기장군보건소 치매안심센터 치유정원에서 구현되기를 바랐던 것 같습니다.

한국에자이 기업사회혁신 담당 미미가 기장군보건소 치매안심센터 선생님과 쉼터 입구에서 미소를 띠며 담소를 나누고 있고, 그 옆에는 영상 작가님이 활기찬 일상의 풍경을 생생하게 카메라에 담고 있습니다. 저와 치매 파트너 자원봉사자, 한국에자이 손님들 몇 분은 어르신들의 앞치마 입기를 도와드리고 있고, 보조 선생님 모모는 어딘가를 향해 걸어가고 있네요. 미미 옆에 미자 어르신은 쭈그려 앉아 정원 가방에서 앞치마를 찾고 있는 듯 보입니다. 모두들 무언가를 하고 있어 부산하고 산만하지만 왠지 모를 하나됨이 느껴지고 활기찹니다.

특별한 손님들이 오셨으니 그간 어르신들이 손수 가꾸어 온 정원에서 꽃을 잘라 테이블 화병 장식을 해보려 합니다.

절화를 시장에서 사지 않고 정원에 있는 소재를 그대로 활용하여 손님들에게 환영의 메시지를 전해 보겠습니다. 화병의 높이를 고려하여 손바닥 두 뼘 길이로 식물을 자릅니다.

자를 때 색감, 질감, 잎과 꽃의 크기를 고려하면 좋겠지만 굳이 신경 쓰지 않으셔도 됩니다. 자르고 나서 꽃의 색깔, 잎의 크기와 질감을 고려해 화병에 꽂는 방법도 있으니까요.

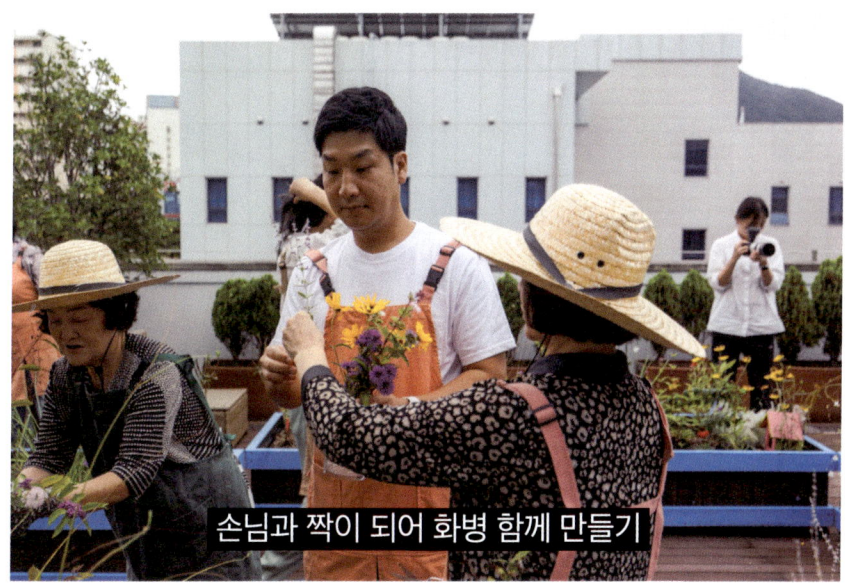

손님과 짝이 되어 화병 함께 만들기

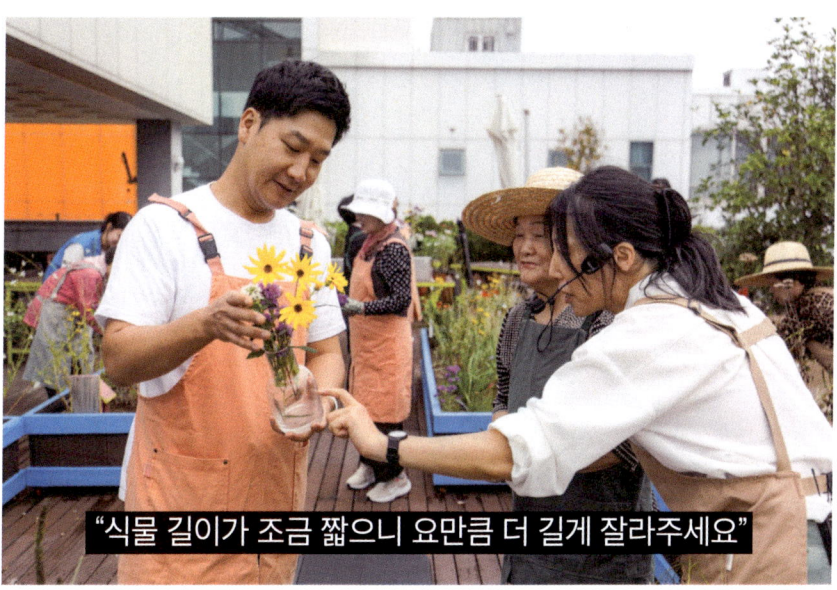

"식물 길이가 조금 짧으니 요만큼 더 길게 잘라주세요"

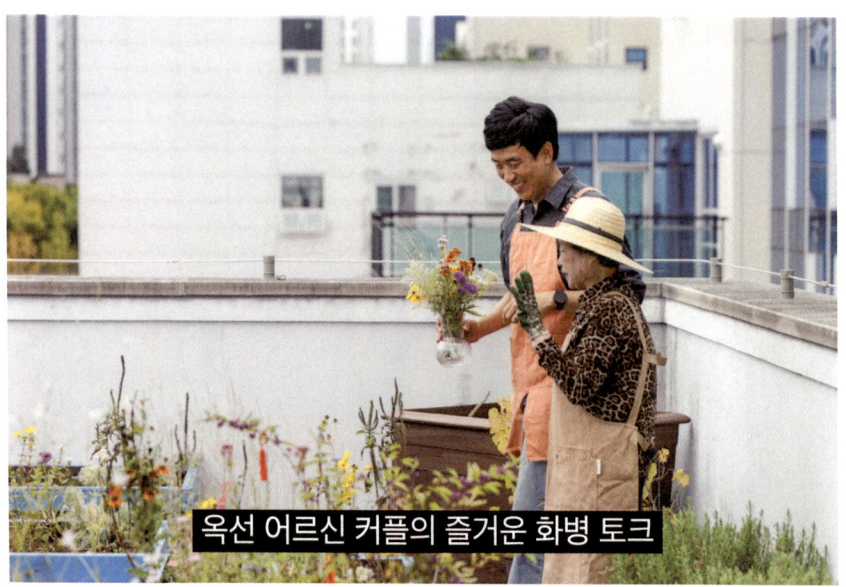

옥선 어르신 커플의 즐거운 화병 토크

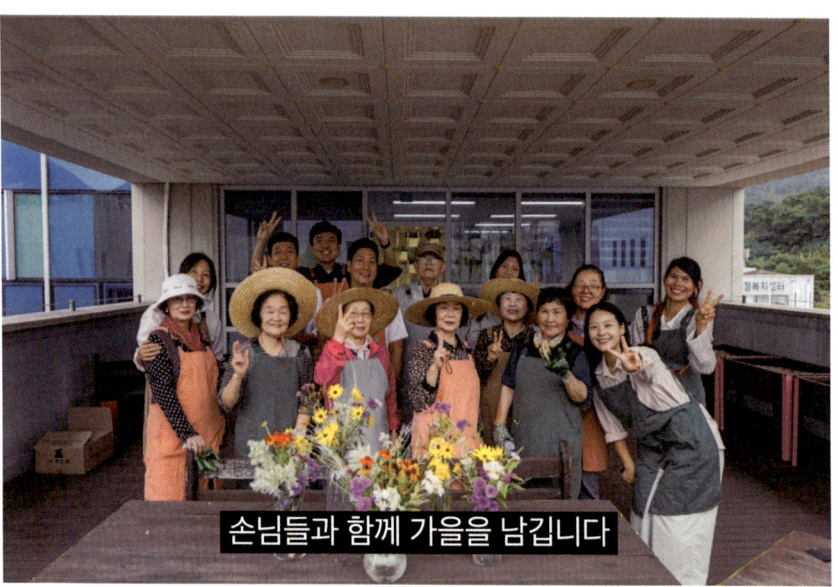

손님들과 함께 가을을 남깁니다

역시, 그 어느 때만큼 어르신들께서 사진 촬영 요청을 적극 주문하셨습니다. 아름다운 꽃 앞에서, 향기로운 나무 앞에서 가을의 나를, 그리고 우리를 남겨 두고 싶을 테죠.

한바탕 화려한 꽃놀이가 끝나고 이제 오늘의 가드닝 활동을 시작해 보겠습니다. 오늘 준비한 식물은 코스모스와 해국입니다.

"가을 하면 어떤 식물이 떠오르나요?"라는 질문에 어르신들은 코스모스와 국화를 말씀하셨죠. 여름날의 해바라기만큼, 코스모스는 어르신들의 추억 속 가을 식물인 것 같습니다. 그래서인지 오늘, 코스모스를 집에 가져가서 심고 싶어 하시는 어르신들이 많으셨습니다.

여러분은 코스모스 하면 어떤 추억이 떠오르시나요? 저는 2019년 영국 Great Dixter House & Gardens에서 동료 가드너들과 함께 산책로 한쪽에 있는 작은 화단 전체를 코스모스로 채웠던 기억이 있습니다. 그 기억을 더듬어 오늘은 정원의 빈 곳을 코스모스로 채워볼까 했습니다. 제법 풍성하게 가꿔진 어르신들의 화단이 아닌 정원 제일 뒤쪽, 다소 쓸쓸한 모습의 실험 화단을 코스모스로 채워보겠습니다.

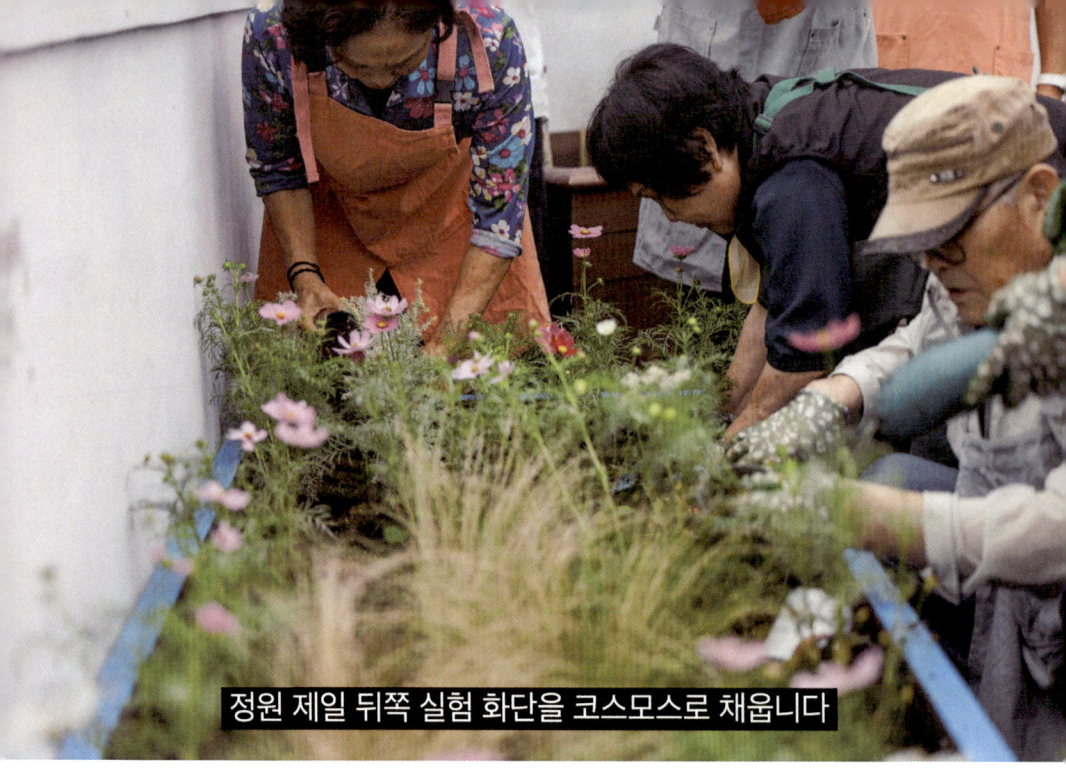

정원 제일 뒤쪽 실험 화단을 코스모스로 채웁니다

　　한 가지 종류의 식물만 심는 단일종 식재는 단순하면서도 시각적으로 통일감을 주는 장점이 있어 인지하기 쉽습니다. 그래서 인지 저하 어르신들이 정원을 산책할 때 코스모스 화단을 통해 '지금 내가 어느 지점쯤 와 있구나' 하고 가늠하실 수 있습니다.

　　그럼 코스모스를 심어볼까요? 정원의 가장 뒤편에 있는 실험 화단 한쪽 면이 벽과 맞닿아 있어, 어르신들이 옹기종기 모여 함께 식물을 심었습니다.

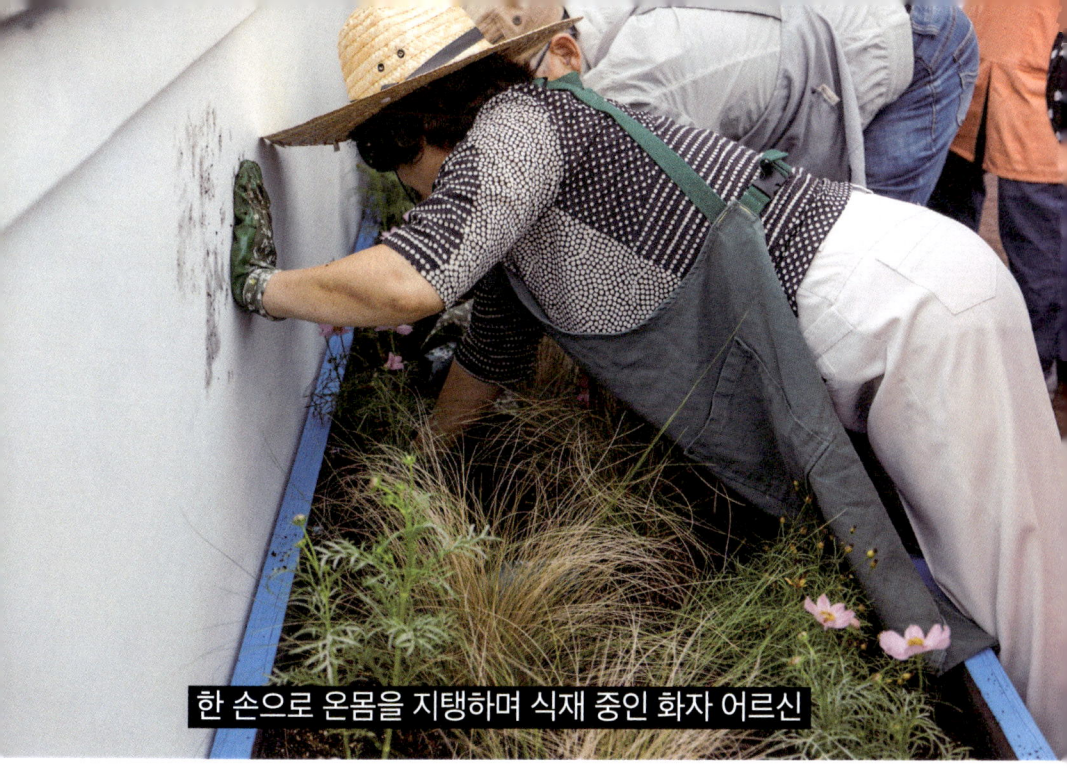

한 손으로 온몸을 지탱하며 식재 중인 화자 어르신

놀랍게도 화자 어르신은 왼손을 벽에 의지한 채, 오른손으로만 식물을 심고 계십니다. 간혹 현장에서 놓친 장면을 사진으로 보고 감동하는 순간들이 있는데요, 오늘은 화자 어르신의 한 손 가드닝 모습과 벽에 남겨진 손자국을 보면서 잠시 뭉클했습니다.

어르신들 모두 각자가 얼마나 헌신적으로 정원을 가꾸시는지 다시 한번 실감하고 감사하게 됩니다.

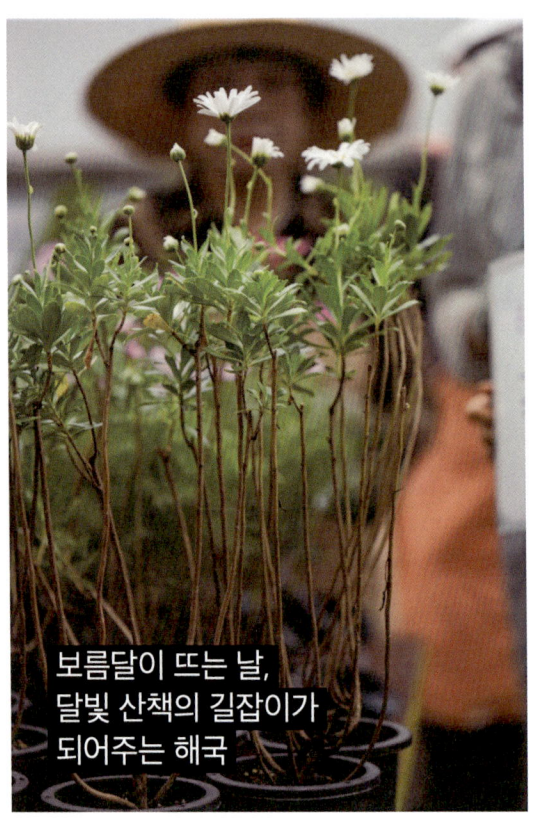

보름달이 뜨는 날,
달빛 산책의 길잡이가
되어주는 해국

　다음은 해변국화입니다. 국화는 국환데 해변국화라고? 하는 의문이 드실 텐데요, 이 식물은 이른바 '해국'입니다.
　제주도와 전국 바닷가의 절벽 바위틈에 자생하는 반목본성 여러해살이풀입니다. 바다가 매력적인 부산의 정원과 아주 잘 어울리는 소재로 줄기가 매우 단단합니다.
　단단한 줄기 끝에 더없이 하얀 순백색의 꽃이 피어나는데, 바닷바람 부는 부산의 옥상정원에서 강인한 생명력으로 우리의 시선을 사로잡죠.

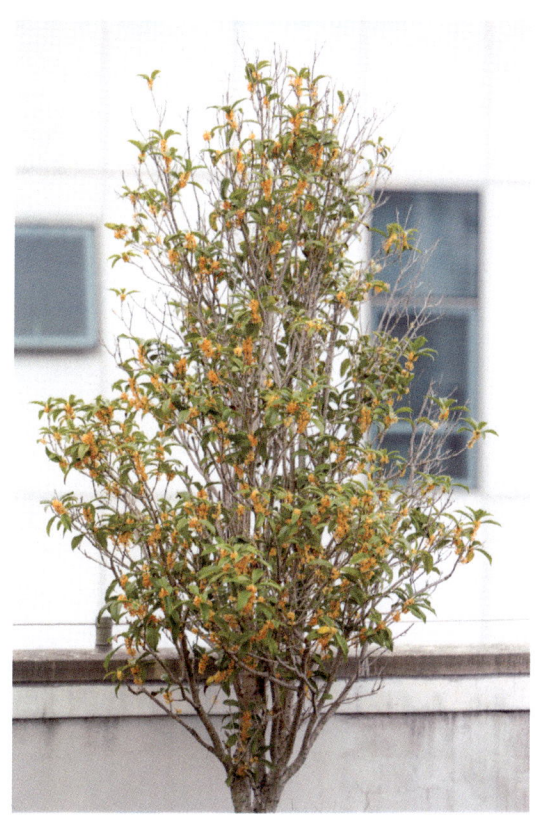

　마지막으로 소개해 드릴 나무는 금목서입니다. 실은 정원치유 프로그램을 준비하면서 10월의 향으로 계수나무를 선정하고 달콤한 솜사탕 향을 선물해 드리고 싶었으나, 금목서의 향도 비할 데 없이 황홀합니다.

　금목서(金木犀)라는 이름에서 알 수 있듯이 가을과 초겨울에 주황빛 황금색 꽃이 핍니다. 꽃이 진 후 검은색에 가까운 짙은 자주색 열매가 가지에 맺히게 되죠.

　겨울 내내 잎은 푸르니 언젠가는 있을 저의 정원 한편

에 꼭 식재하고 싶은 작은 키나무이기도 합니다. 적어도 한 차례는 내릴 부산의 겨울 눈이 잎에 살포시 쌓이는 것을 상상하면 더없이 즐거워집니다.

　모두가 함께 금목서 향에 취했던 순간을, 아쉽지만 지면으로나마 전합니다.

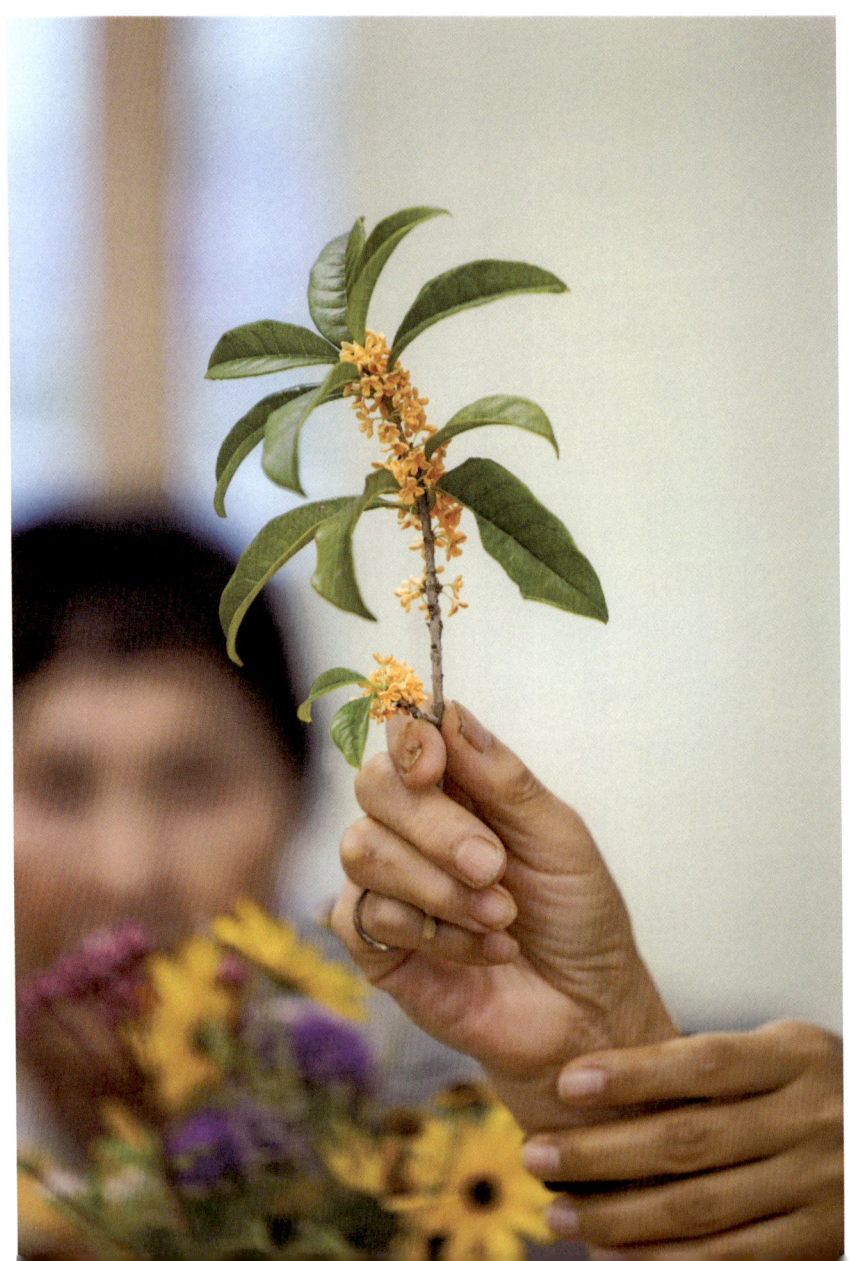

유난히 무더웠던 여름이 가고 가을이 왔습니다. 계절의 변화를 느끼고 알아차리는 것은, 어르신들께서 소중한 '지금 이 순간'을 살아가시는 데 꼭 필요한 인지 능력입니다. 정원 치유는 식물이 가득한 공간에서 계절의 향과 색으로 자연스럽게 시간의 흐름을 인지할 수 있도록 도와줍니다.

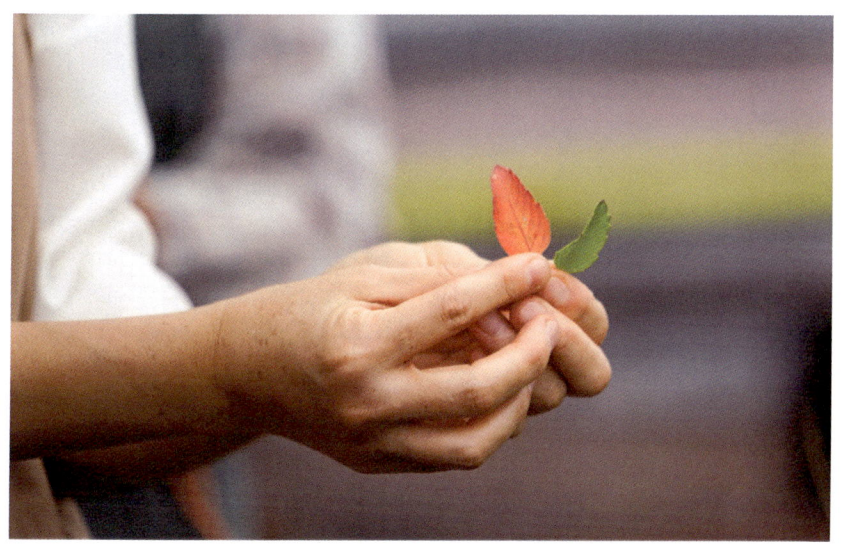

가을은 빨강, 노랑, 주황, 갈색과 같은 색의 변화를 통해 우리 곁을 찾아옵니다. 이곳 정원에서는 층꽃나무 잎의 색 변화를 통해 가을이 왔음을 자연스럽게 느낄 수 있습니다. 잎이 초록에서 붉은빛으로 하나둘씩 서서히 변하기 시작했습니다. 식물 전체에서 나는 난초향을 맡아보기로 합니다. 금목서의 향과 함께 이곳 정원은 가을의 색과 향으로 점점 무르익고 있습니다.

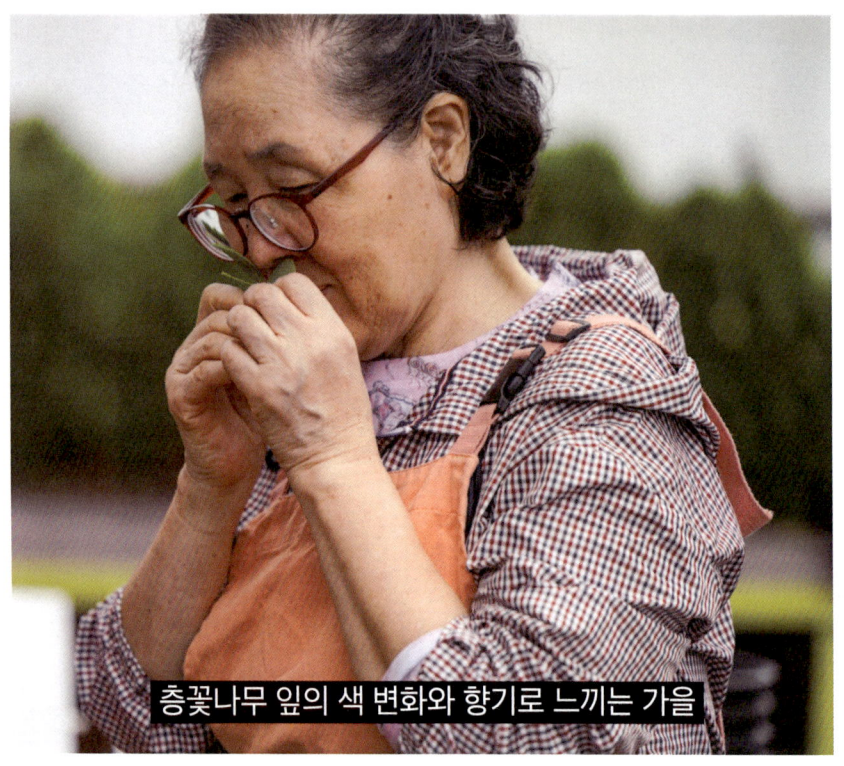

층꽃나무 잎의 색 변화와 향기로 느끼는 가을

프랑스 작가 알베르 카뮈는 잎이 떨어지기 전 마지막으로 화려한 색을 뽐내는 가을의 아름다움을 봄에 피는 꽃에 비유하며, 가을을 '두 번째 봄'이라고 표현했죠.

두번째의 봄, 아름다운 가을날에 찾아오신 반가운 손님들과의 즐거웠던 오늘을 기록합니다.

또 다른 생명의 시작, 제 2의 봄

가을_①④회기　　　　　　나우 정원치유 모임

날짜(요일)	2025.10.13	장소	나우 집앞	시간	
날씨	흐림	온도	23.5	습도	61%
주 선생님 이름	이혜숙	보조 선생님 이름	모모선생님		

오늘은 어떤 정원치유 활동을 했는지 적어 보세요.

보다 / 냄새 맡다 / 맛을 보다 / 듣다 / 감촉을 느끼다
풍경이 꽃

오늘도 책상 새로 하여 받아서
즐거웠읍니다

가장 기억에 남는 활동과 가장 힘들었던 점을 적어 보세요.

꽃소 모습 그래 번 라면
친해 분행　　해번측하는
유묵시 취침느김 나무 이름

정원치유 활동을 하면서 떠오르는 감정과 생각을 적어 보세요.

얼마남지 않아서 아쉽다

오늘의 추억 사진을 붙여 보세요.

나우

사진에 대한 생각을 자유롭게 적어보세요.

오늘은 추석 쇠고 처음 만나서 즐거웠습니다.
얼마 남지 않아서 아쉽습니다.
사진을 찍어줘서 고맙습니다. 사랑합니다.

또 다른 생명의 시작, 제 2의 봄

가을_①④회기　　　　　　나우 정원치유 모임

날짜(요일)	2025.10.13 월요일	장소	치유정원	시간	
날씨	흐림	온도	23.5	습도	61
주 선생님 이름	이혜숙	보조 선생님 이름	모모		

오늘은 어떤 정원치유 활동을 했는지 적어 보세요.

보다 / 냄새 맡다 / 맛을 보다 / 듣다 / 감촉을 느끼다

해변장미 (황색)
판소튼 (흰색. 분홍. 자주
금목서 (주황색. 담홍한색

가장 기억에 남는 활동과 가장 힘들었던 점을 적어 보세요.

처음 향을 맡아보기 금목서 새로운향 맛있다

정원치유 활동을 하면서 떠오르는 감정과 생각을 적어 보세요.

오늘의 추억 사진을 붙여 보세요.

나

사진에 대한 생각을 자유롭게 적어보세요.

처음 향을 맡아보기, 금목서 새로운 향을 맛보았다.

여름의 풍요로움과 생동감

여름_④회기 나우 정원치유 모임

- 날짜(요일): 20갼.10.12 장소: 나우뜨리 시간:
- 날씨: 흐림 온도: 23.3 습도: 60웃
- 주 선생님 이름: 보조 선생님 이름:

오늘은 어떤 정원치유 활동을 했는지 적어 보세요.

 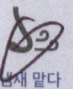
보다   냄새 맡다   맛을 보다   듣다   감촉을 느끼다

가장 기억에 남는 활동과 가장 힘들었던 점을 적어 보세요.

코스모스 해변국화를 심었애
재미 있어요

정원치유 활동을 하면서 떠오르는 감정과 생각을 적어 보세요.

금목서 향기가 좋다

오늘의 추억 사진을 붙여 보세요.

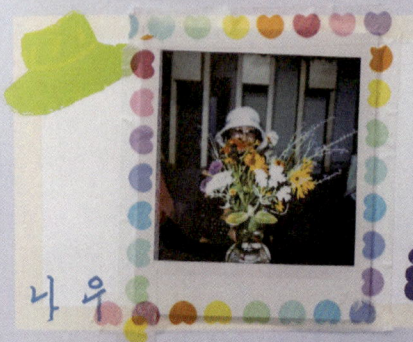
나우

사진에 대한 생각을 자유롭게 적어보세요.

다음에는 꼭 참석합니.

또 다른 생명의 시작, 제 2의 봄

가을_①④회기 나우 정원치유 모임

- 날짜(요일): 10月.13일 장소: 최유섬변 시간: 10.42분
- 날씨: 흐림 온도: 23.8c 습도:
- 주 선생님 이름: 이해숙 보조 선생님 이름: 모모. 59%

오늘은 어떤 정원치유 활동을 했는지 적어 보세요.

 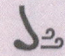   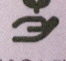
보다   냄새 맡다   맛을 보다   듣다   감촉을 느끼다
코스모스 해변국화   층층꽃
         흰색

가장 기억에 남는 활동과 가장 힘들었던 점을 적어 보세요.

여러 손님 즐거웠습니다 대구에서 많은 손님오셨습니다
정말 반가워 즐거워습니다

정원치유 활동을 하면서 떠오르는 감정과 생각을 적어 보세요.

오늘의 추억 사진을 붙여 보세요.

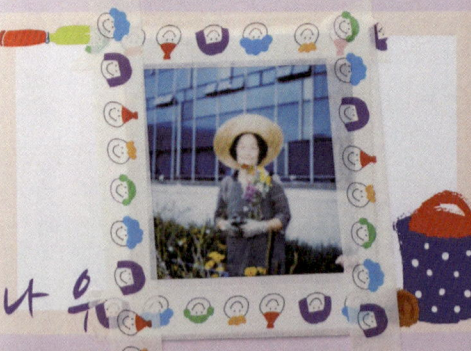
나우

사진 여러 손님 즐거웠습니다.
대구에서 많은 손님들이 오셨습니다.
정말 반갑고 즐거웠습니다.

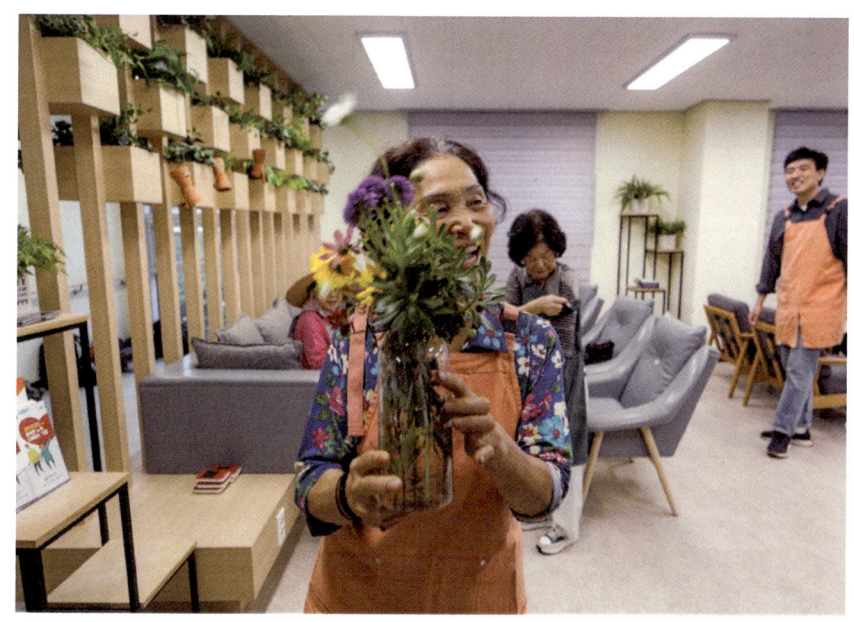

　오늘 먼 길 마다하지 않고 이곳 치유정원을 찾아와 주신 한국에자이 관계자분들께 깊은 감사의 말씀을 전합니다. 이제 어르신과 우리는 두 번의 만남만을 남겨 두고 있습니다.
　남은 두 번의 만남은 또 어떤 추억으로 기억될지 기대해 주세요.

● 어르신들과 함께 가꾼 식물들: 코스모스, 해국

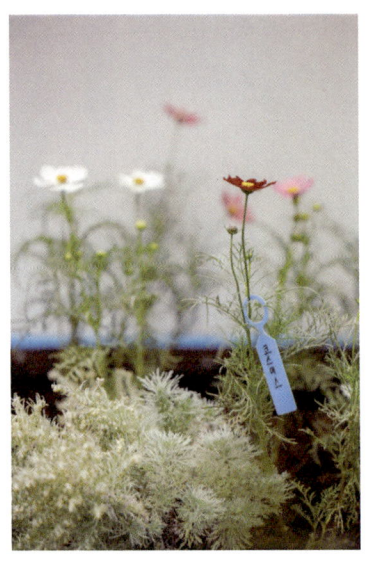

한해살이풀 코스모스는 파종부터 개화까지 비교적 빠르고 관리가 쉬워 성취감을 느끼기에 좋은 식물입니다.

다음에는 봄에 씨앗을 뿌려 함께 길러볼 예정입니다. 가을에 꽃이 피기까지의 변화를 관찰하고 기록하면서, 기대감과 함께 시간의 흐름도 자연스럽게 느낄 수 있을 것입니다.

또한, 바람에 흔들리는 코스모스의 섬세한 움직임은 마음의 긴장을 풀어주고 심리적인 안정감을 주기도 합니다.

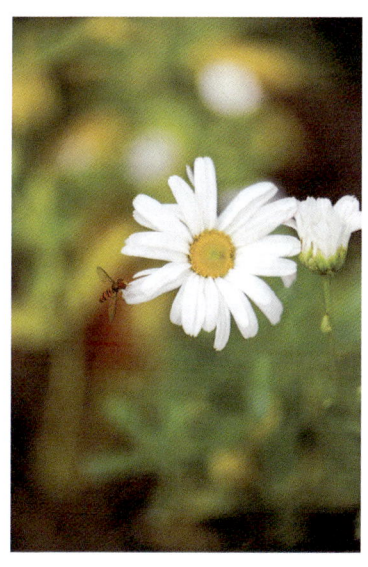

　　해변국화, 혹은 해국은 건조와 염분에 강하고 바람에도 쉽게 쓰러지지 않는 꽃으로, 관리가 비교적 쉽습니다. 가을 국화 특유의 은은한 향은 후각을 자극해 가을의 냄새를 떠올리게 하고, 식물 이름으로 바다의 기억을 불러일으키는 회상 활동과도 자연스럽게 연결할 수 있습니다.

가을 색과 향기로 물든 정원

7회기(2025년 10월 20일)

가을이 한층 깊어지고 있습니다. 기온이 낮아지고 일조량이 줄어들면서 꽃과 잎의 색이 뚜렷하게 변하는 시기입니다. 어르신들이 가꾼 정원에는 지금 층꽃나무의 잎이 붉게 물들어가고 있는데요, 일정한 간격으로 층을 이루며 피어나는 독특한 꽃차례와 달콤한 향, 풍부한 꿀로 온갖 생명들을 불러들이는 층꽃나무가 이제는 누구보다 먼저 붉은빛 잎으로 정원을 더욱 가을답게 만들고 있습니다.

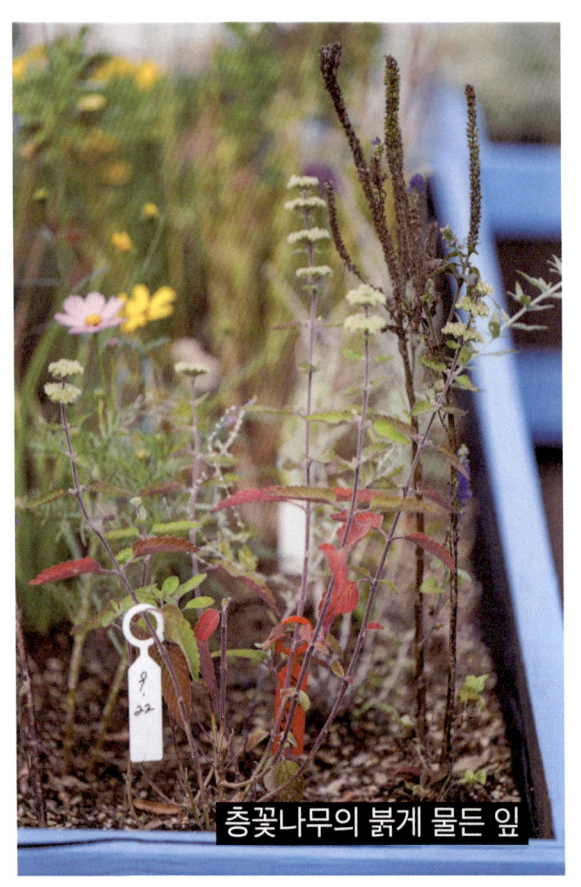

층꽃나무의 붉게 물든 잎

　가을은 결실과 수확의 계절이기도 합니다. 꽃이 진 뒤 맺히는 씨앗과 열매는 그 자체로도 아름다워 관상 가치가 있고, 겨울철 정원을 찾는 새들에게 소중한 먹이가 되어 줍니다. 오늘은 어르신들과 함께 지난봄에 심었던 톱풀, 긴산꼬리풀, 헬레니움, 가우라의 마른 씨앗을 채종해 보려 합니다.
　씨앗이 발아하여 생장하고, 꽃을 피우고, 열매를 맺은 뒤 휴면이나 사멸에 이르기까지의 식물 생애주기는 계절의 변화와 함께 순환합니다. 자연의 이러한 주기는 어르신들이 시간과 공간, 상황이나 환경에 대한 지남력(知覺力)을 익히기에 더없이 좋은 학습의 장이 되어 줍니다.

　손끝으로 질감을 느끼며 마른 씨앗을 하나씩 조심스럽게 분리해 봅니다.

　아래 사진은 톱풀의 개화와 결실 과정입니다. 톱풀의 씨앗은 길쭉한 타원형으로 연한 갈색을 띠며, 한 송이의 꽃머리마다 수십 개의 씨앗이 맺힙니다. 한 포기의 톱풀에서 수천 개의 씨앗이 익어 나눔용으로도 넉넉합니다.

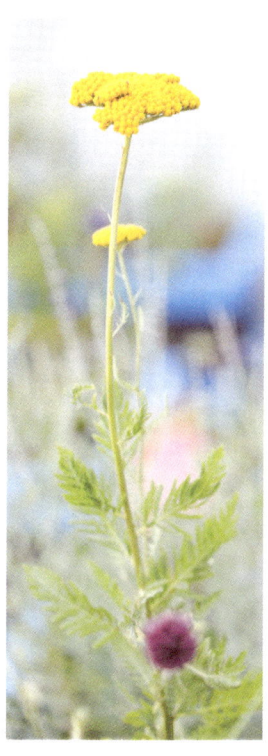
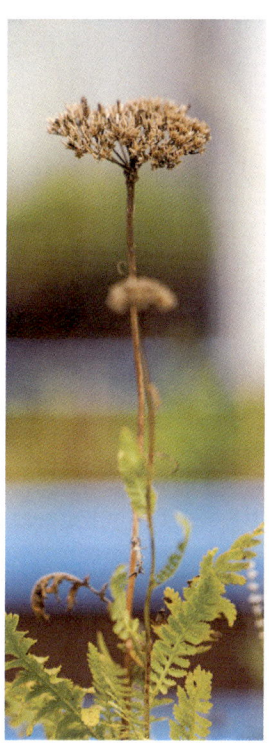
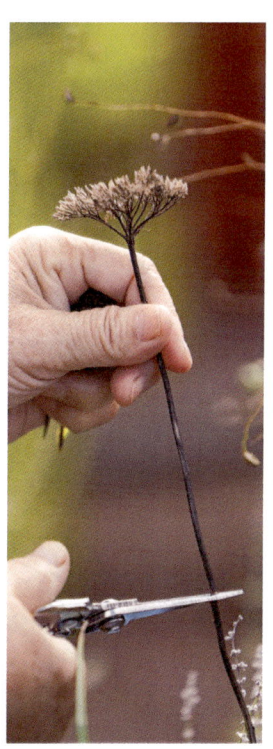

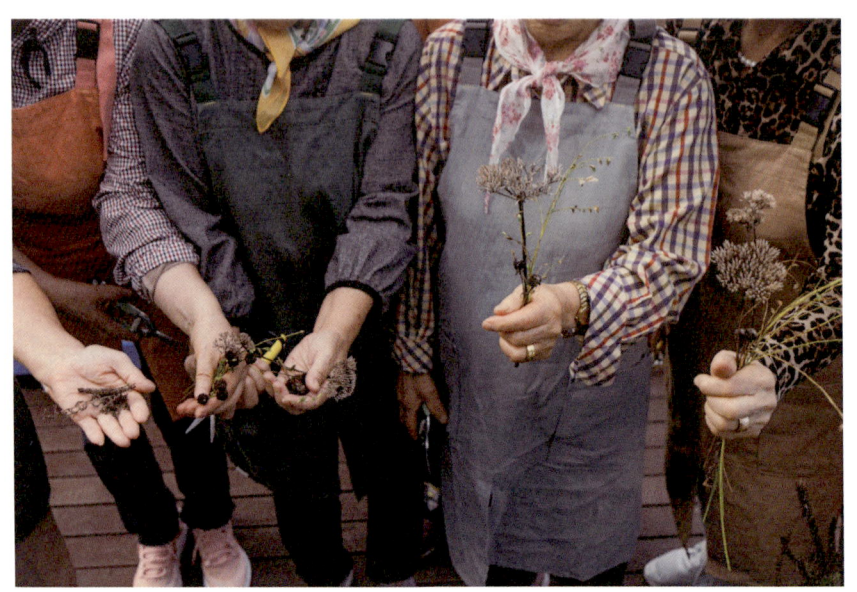

다함께 조심스럽게 분리한 마른 씨앗들

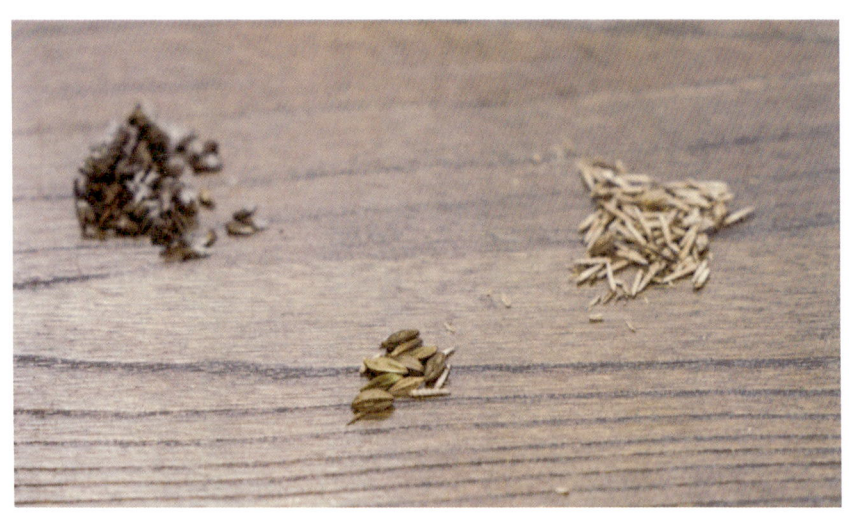

헬레니움, 가우라, 톱풀 씨앗(좌측부터)

헬레니움 씨앗 끝에 있는 털 모양 부속체 때문에 씨앗이 쉽게 떨어질 수 있으므로, 살짝 털어서 씨앗을 분리합니다. 씨앗의 크기가 매우 작아 자칫 놓치기 쉬우니 주의가 필요합니다.

가우라의 씨앗은 좁쌀만 한 크기에 갈색빛을 띠며, 끝이 약간 뾰족하고 겉이 단단합니다. 씨앗이 바닥에 떨어지면 주변에 자연스럽게 번식하고, 발아율도 높은 편입니다.

씨앗 봉투에 식물의 이름과 수확한 날짜를 적어 둡니다. 그리고 서늘하고 어두운 곳에 잘 보관했다가, 내년 따뜻한 봄이 찾아오면 다시 정성껏 파종해 보겠습니다.

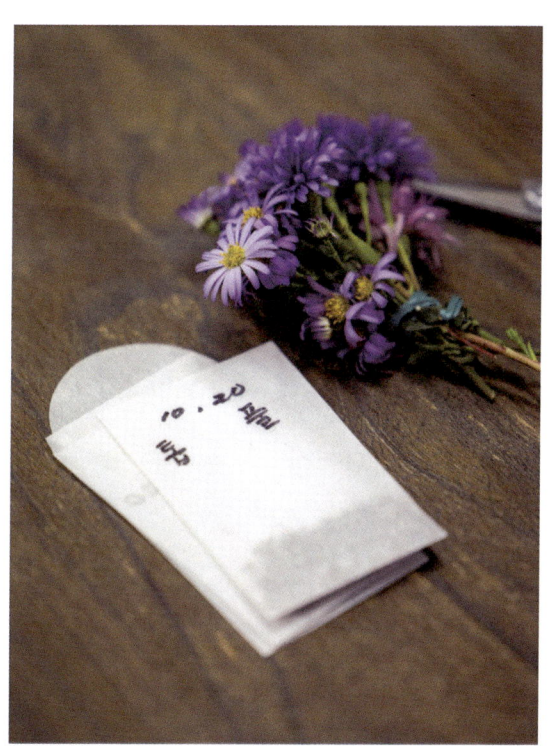

씨앗 채종을 끝내고 오늘은 몇 달 전에 사두었던 'RHS 컬러차트(Royal Horticulture Society Colour Chart)'를 정원 치유 프로그램에 활용해 보려 합니다. RHS 컬러차트는 영국왕립원예협회에서 제작한 컬러칩으로, 식물의 꽃과 잎, 열매, 줄기 색을 표준화하여 기록하고 비교할 수 있도록 만든 색 기준표입니다. 정원, 식물학, 원예, 디자인 등 여러 분야에서 색을 일관되게 표현하기 위해 사용되죠.

다양한 컬러가 담긴 차트를 활용해 꽃의 색을 세밀하게 관찰하고 식별하는 활동을 시도할 예정입니다. 색을 바라보며 느껴지는 감각적 자극이 자연스러운 대화와 기억을 떠올리게 할 수 있다면, 그것만으로도 참 의미 있는 시간이 될 것입니다.

우선, 정원에서 어르신들이 마음에 드는 꽃 몇 송이를 골라 커팅해 옵니다. 춘희 어르신과 미자 어르신은 버들잎 해바라기 '골든 피라미드'와 해변국화를 손에 들고는 이내 머리에 꽂으시네요. 단발머리 미자 어르신은 한쪽 귀에, 춘희 어르신은 양쪽 귀에 나란히 꽃을 꽂으시는데, 그 모습이 마치 초등학생 시절의 천진난만한 소녀들 같습니다. 인덕 어르신은 조심스럽게 여러 송이를 모아 미니 꽃다발을 완성하십니다.

자, 이제 본격적으로 잘라 온 꽃을 컬러차트와 나란히 두고 비교해 보겠습니다. 꽃의 색을 찬찬히 들여다보며 가장 비슷한 색을 찾아보는 시간입니다. 먼저 버들잎 해바라기

'골든 피라미드'를 살펴봅니다.

컬러차트에는 순수한 노란색부터 녹색이나 주황, 빨간빛이 살짝 섞인 노란색까지, 색의 밝기와 선명도에 따라 세밀하게 구분된 색들이 펼쳐져 있습니다. 옥선 어르신은 차트를 이리저리 넘기며 꽃잎을 대어 보다가, 15페이지의 선명한 노란색(Vivid Yellow)을 선택하셨습니다.

색의 미묘한 차이를 구분하는 일이 쉽지 않아 눈이 피로하고 집중력도 필요하지만, 끝까지 집중해주신 모습이 인상적입니다. 따뜻한 색감을 좋아하신다는 옥선 어르신은 "이런 색을 보면 마음이 포근해진다"라고 덧붙이셨습니다.

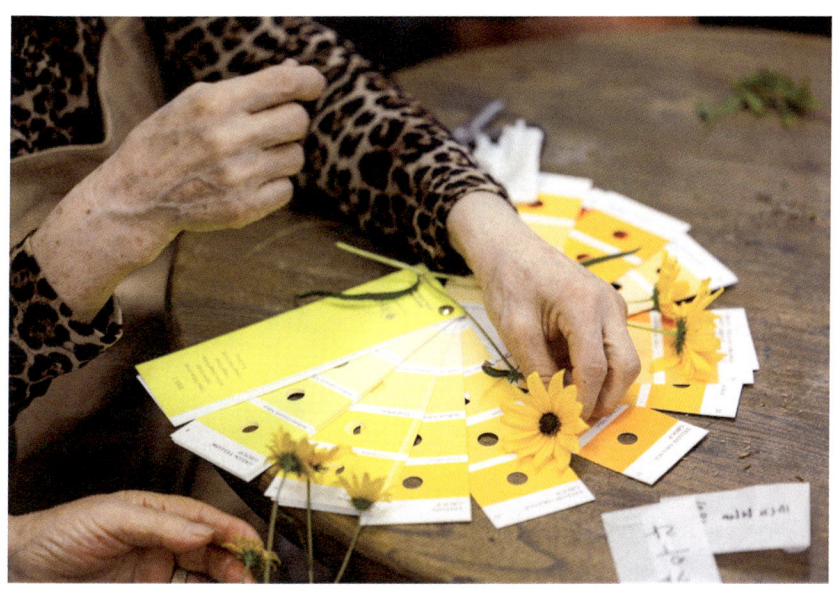

버들잎 해바라기 '골든 피라미드'는 선명한 노란색

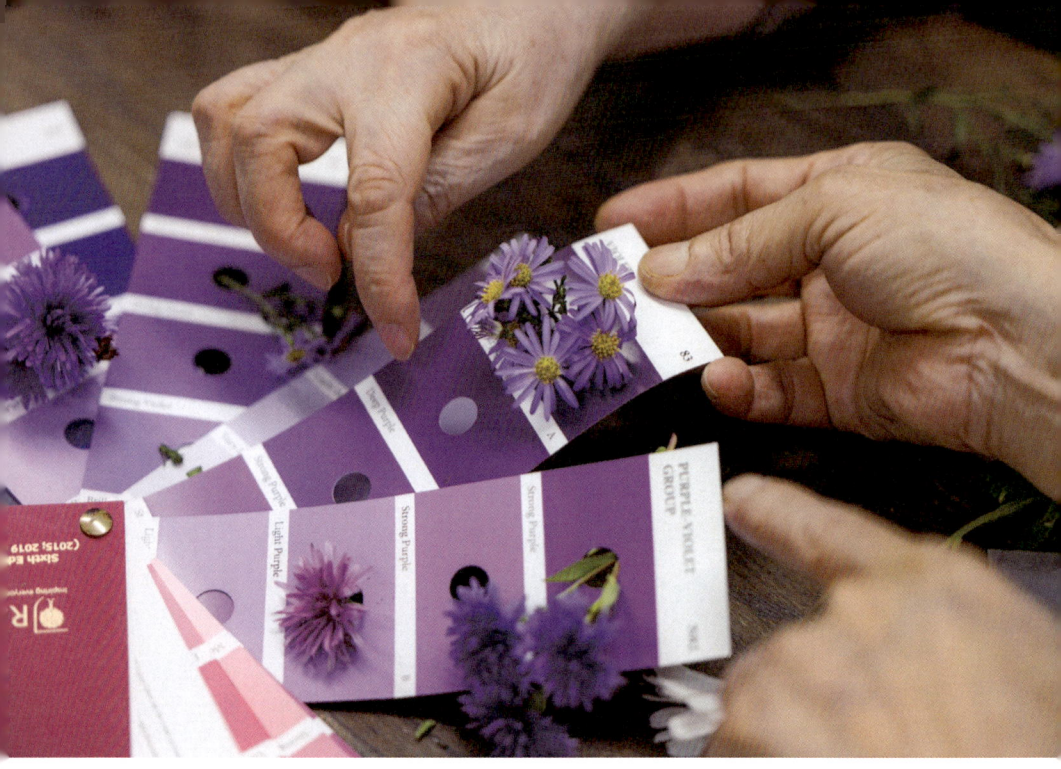

공작 아스터와 아스터 '리틀 칼로'의 컬러 매칭

　작고 앙증맞은 보라색 꽃을 유난히 좋아하는 화자 어르신은 이번에 공작아스터와 아스터 '리틀 칼로'를 컬러차트의 구멍에 하나씩 넣어 색을 비교해 보셨습니다.
　일반적으로 어르신들은 파랑이나 보라처럼 한색 계열의 미묘한 색조를 구분하기 어려워하신다고 합니다. 그럼에도 화자 어르신은 "보라색은 참 매혹적이야" 하시며 꽃잎을 천천히 들여다보셨습니다.
　그리고는 공작 아스터를 짙은 보라색에, 아스터 '리틀 칼로'를 옅은 보라색에 매칭하시며 만족스러워 하시네요.

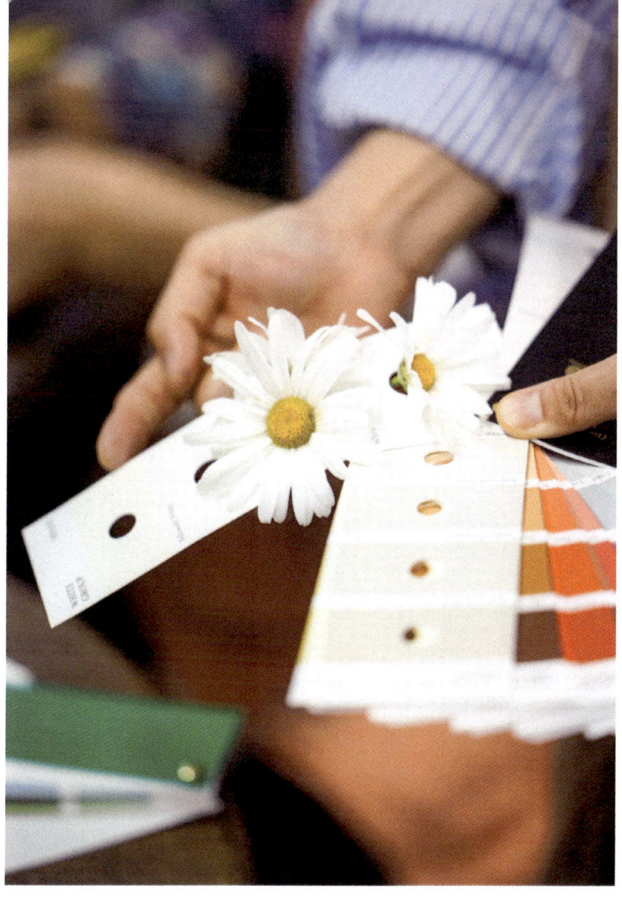

흰색 해변국화의 컬러 매칭

 짙은 보라의 깊은 매력에 이어, 이번에는 한층 담백하고 고운 흰 빛깔을 살펴보았습니다. 혜숙 어르신이 선택하신 해변국화는 육안으로 보았을 때 순백색에 가깝습니다. 컬러 차트와 함께 색을 비교해 보니 역시 다른 색이 섞이지 않은 순수한 화이트 컬러칩과 가장 잘 어울립니다. 혜숙 어르신은 해변국화의 하얀빛이 "참 깨끗하고 순수해서 예쁘다"라고 하시며 한참을 바라보셨습니다.

총 16회 차로 이어진 정원치유 프로그램이 이제 아쉽게도 다음 주 마지막 시간을 앞두고 있습니다. 봄에서 초여름, 그리고 초가을에서 늦가을까지, 4개월 동안 함께 정원을 가꾸느라 수고하신 어르신들을 위해, 오늘은 특별히 식물 오일을 이용해 '향기로 치유하는 시간'을 준비했습니다.

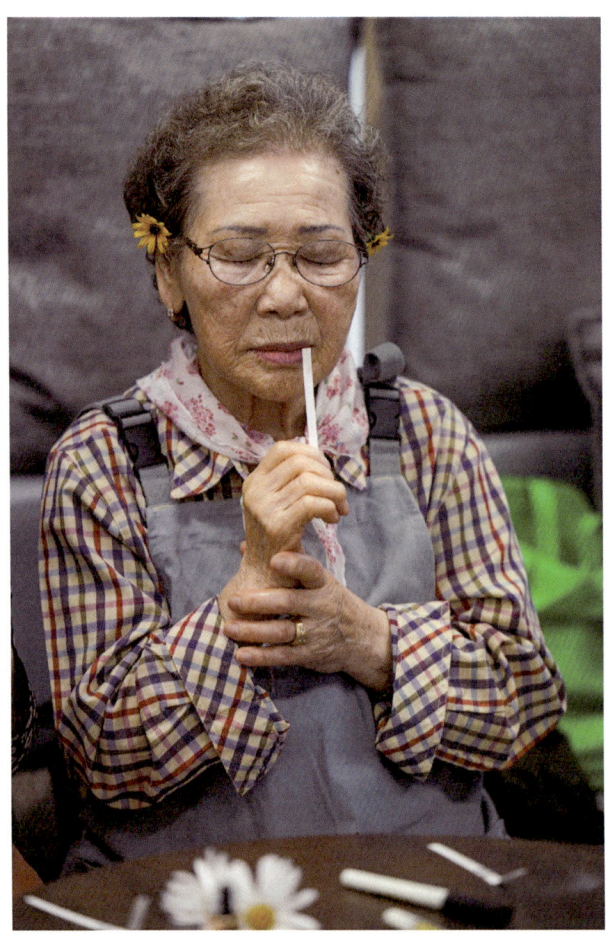

눈을 감고 시트러스 아로마 맡기

지난 5월 정원에 심은 라벤더는 지금은 꽃이 졌지만, 잎을 손으로 살짝 비비면 여전히 달콤하고 은은한 향이 납니다. 라벤더의 향은 숙면을 돕고 심리적 안정을 유도하며, 치유 효과까지 과학적으로 입증된 식물입니다. 또 후각 저하는 치매 초기 증상 중 하나이기에, 식물의 향을 통해 무뎌져 가는 후각을 자극하는 치유 활동이 어르신들의 인지 건강에 도움이 되었으면 합니다. 그리고 그 무엇보다, 지금 이 순간만큼은 오롯이 나를 위한 향기를 만들어 보며 작은 즐거움을 느끼시길 바라는 마음이 큽니다.

아로마 선생님과 함께 만드는 향은, 라벤더와 레몬 오일을 로즈마리 워터에 섞어 만든 에티켓 스프레이입니다. 실내 공간에 뿌려 냄새를 제거하거나, 일상에서 기분 전환이 필요할 때 공중에 가볍게 분사해도 좋습니다. 먼저 라벤더 팅처(라벤더 허브를 알코올이나 글리세린 같은 용매에 장기간 담가 성분을 추출한 액체)를 용기에 담습니다. 그 다음 라벤더 오일과 레몬 오일을 각각 10방울씩 넣고, 마지막으로 로즈마리 워터를 부어 가볍게 흔들어 섞으면 완성입니다.

오늘 아로마 선생님과 함께 만든 에티켓 스프레이는 단순히 향을 즐기는 것 이상의 의미가 있었습니다. 내 손으로 직접 향을 만들어 보는 경험이 특별하게 느껴졌는지, 오늘 정원사의 추억 일기장에는 식물 향기에 대한 글이 많이 남겨져 있습니다. 향기로운 식물을 늘 곁에 두고 싶지만 직접 맡을 수 없을 때면, 아로마 오일이나 향수를 뿌리곤 합니다. 그러나 이런 향은 식물의 향기에 비하면 순간적이어서 늘 아쉬움이 남기 마련입니다.

　반면, 정원은 계절마다 서로 다른 꽃과 식물의 향기로 가득합니다. 이렇게 오감으로 느낄 수 있는 '감각의 정원'이 어르신들 가까이에 있어 언제든 들를 수 있다면, 그 자체로 멋진 치유의 공간이 될 것입니다. 게다가 정원에는 다양한 생명들이 함께 어우러져 있으니, 지루할 틈이 없겠지요.

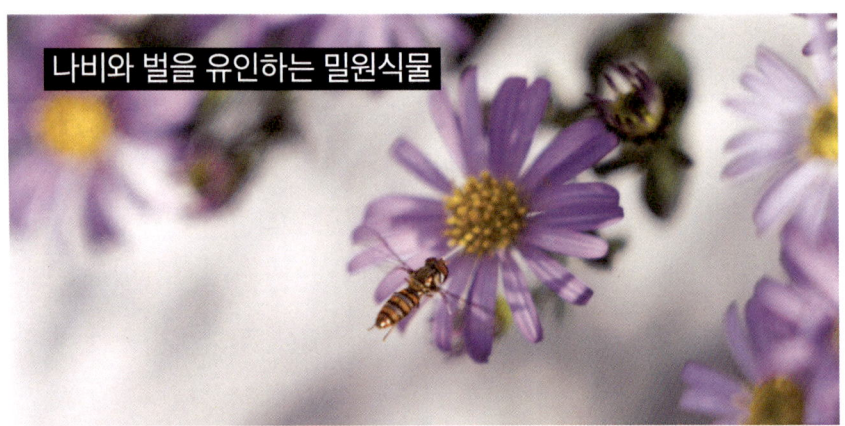

나비와 벌을 유인하는 밀원식물

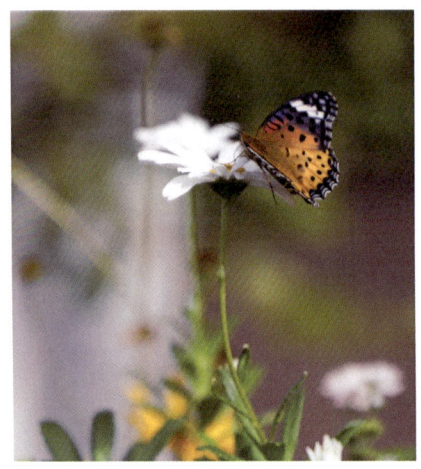
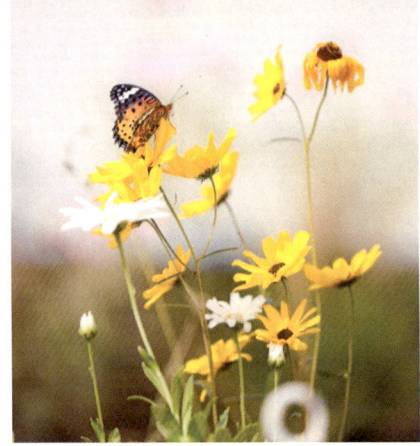

또 다른 생명의 시작, 제 2의 봄

가을_①④회기   나우 정원치유 모임

- 날짜(요일): 10월 20일   장소: 치유정원   시간:
- 날씨: 맑음   온도: 24०   습도: 54
- 주 선생님 이름: 이혜숙   보조 선생님 이름: 오오

오늘은 어떤 정원치유 활동을 했는지 적어 보세요.

보다 / 냄새 맡다 / 맛을 보다 / 듣다 / 감촉을 느끼다

가장 기억에 남는 활동과 가장 힘들었던 점을 적어 보세요.

정원치유 활동을 하면서 떠오르는 감정과 생각을 적어 보세요.

나는 친구들이 너무 좋아요. 공부도 하고 재미있었다. 인제 끝나가는 것이 너무 아쉬워요.

오늘의 추억 사진을 붙여 보세요.

사진에 대한 생각을 자유롭게 적어보세요.

또 다른 생명의 시작, 제 2의 봄

가을_①④회기   나우 정원치유 모임

- 날짜(요일): 10월 20일   장소: 치유정원   시간: 11:30
- 날씨: 맑음   온도: 23.8℃   습도: 54%
- 주 선생님 이름: 이혜숙   보조 선생님 이름: 모모

오늘은 어떤 정원치유 활동을 했는지 적어 보세요.

보다 / **냄새 맡다** / 맛을 보다 / 듣다 / 감촉을 느끼다

가장 기억에 남는 활동과 가장 힘들었던 점을 적어 보세요.

여러 향의 냄새를 만들었다
기억에 남는 일들 감사합니다

정원치유 활동을 하면서 떠오르는 감정과 생각을 적어 보세요.

오늘의 추억 사진을 붙여 보세요.

사진에 대한 생각을 자유롭게 적어보세요.

여러 향의 냄새를 만들었다. 기억에 남는 날, 감사합니다.

또 다른 생명의 시작, 제2의 봄

가을_⑮회기   나우 정원치유 모임

- 날짜(요일): 10월 20일 장소: 지원정원 시간:
- 날씨: 24, 55 온도: 습도:
- 주 선생님 이름: 이혜숙 보조 선생님 이름: 모모

오늘은 어떤 정원치유 활동을 했는지 적어 보세요.

 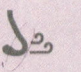
보다 냄새 맡다 맛을 보다 듣다 감촉을 느끼다

가장 기억에 남는 활동과 가장 힘들었던 점을 적어 보세요.

꽃씨도 따고 좋아씁니다
공부도 많이 하고 좋아씁니다

정원치유 활동을 하면서 떠오르는 감정과 생각을 적어 보세요.

오늘의 추억 사진을 붙여 보세요.

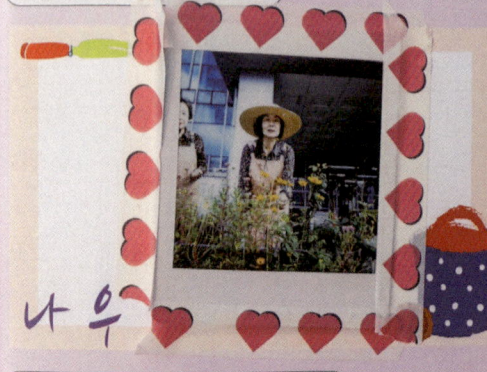

나우

사진에 대한 생각을 자유롭게 적어보세요.

꽃씨도 따고 좋았습니다.
공부도 많이 하고 좋았습니다.

여름의 풍요로움과 생동감

여름_⑧회기 10월 20 나우 정원치유 모임

- 날짜(요일): 장소: 치유정원 시간: 11시30
- 날씨: 맑음 온도: 23.8 습도: 54
- 주 선생님 이름: 이혜숙 보조 선생님 이름: 모모

오늘은 어떤 정원치유 활동을 했는지 적어 보세요.

 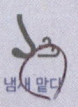
보다 냄새 맡다 맛을 보다 듣다 감촉을 느끼다

냄새을 맡음

가장 기억에 남는 활동과 가장 힘들었던 점을 적어 보세요.

향긋한 향수을 만드는 시간
너무 좋고 기억에 남을수
있어 아주 좋씁니다

정원치유 활동을 하면서 떠오르는 감정과 생각을 적어 보세요.

오늘의 추억 사진을 붙여 보세요.

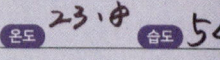

나우

사진에 대한 생각을 자유롭게 적어보세요.

향긋한 향수를 만드는 시간 너무 좋고
기억에 남을 수 있어 아주 좋습니다.

24절기 중 하나인 '상강'은 양력으로 10월 23일 또는 24일경에 해당합니다. 이즈음이면 단풍이 절정에 이르고, 겨울로 접어드는 길목에 서리가 내리기 시작한다고 합니다. 꽃과 잎에 맺힌 서리가 아침 햇살에 반짝이는 겨울 정원의 풍경을 함께 나누고 싶지만, 본격적으로 추워지기 전에 어르신들과의 정원치유 프로그램을 마무리해야 할 것 같습니다. 다음 주, 늘 그렇듯 기장군보건소 치매안심센터에서 어르신들을 기다리겠습니다.

# 열여섯 번째 만남, 그리고 새로운 시작

8회기(2025년 10월 27일)

지난 5월, 따스한 봄에 시작했던 어르신들과의 정원치유 프로그램이 여름을 지나 어느덧 오늘 마지막 만남을 맞이합니다. 가을이지만, 오늘은 봄날처럼 포근하고 따스하네요. 늘 그랬듯이 마음을 담아 인사드립니다.

"어서 오세요, 소중한 당신!"

인덕 어르신께서 30분이나 일찍 도착하셨습니다. 덕분에 어르신과 함께 정원으로 나가, 미리 적어 오신 '정원치유 프로그램 참가 소감'을 천천히 읽어 내려갈 수 있었습니다. "식물을 심고 흙을 만지니 어떤 생각이 드셨어요?"라는 질문에는, 어릴 적 친구들과 소꿉놀이하던 추억이 떠오른다며 잠시 미소를 지으셨죠. 평소 핑크빛 옷을 즐겨 입으시던 어르신은 좋아하는 색깔에도 '연분홍'을 적어 주셨습니다. 연분홍 코스모스가 살랑이는 화단 옆에 살짝 걸터앉아 이내 환하게 웃으며 손을 흔드셨습니다.

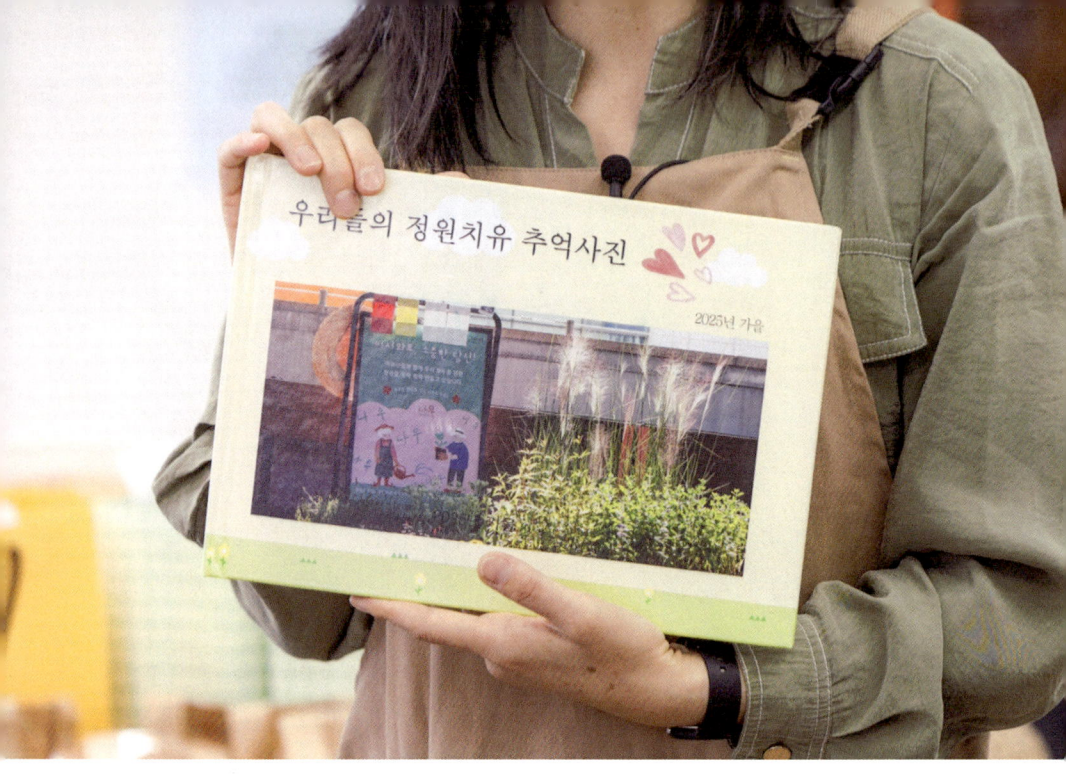

　　오늘은 마지막 만남을 기념하며, 그동안 어르신들과 함께한 정원치유의 순간들을 사진으로 엮어 작은 앨범을 준비했습니다. 지난 5월, 첫 만남 자리에서는 서로를 조금 더 알아가기 위해 장기 기억의 서랍을 살짝 열어 옛 사진을 매개로 자신을 소개하는 시간을 가졌지요. 그렇게 시작된 첫 만남의 서먹서먹함은 6개월의 시간이 지나며 어느새 따뜻한 정으로 바뀌었습니다.

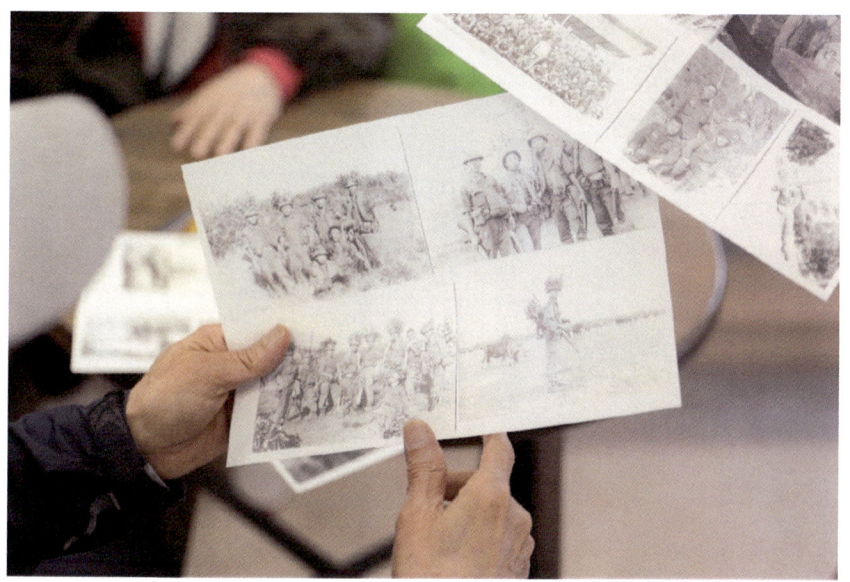

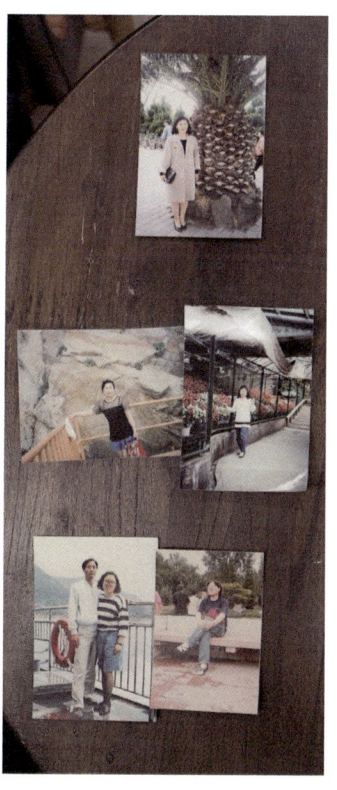
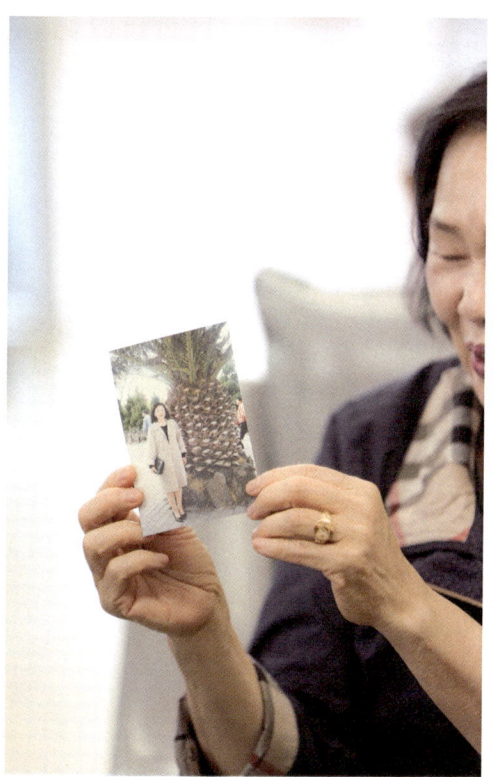

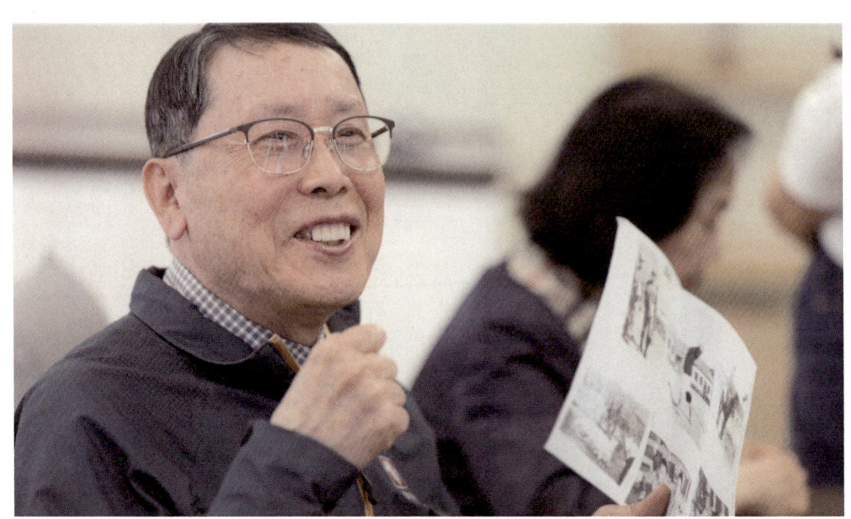

5월 첫 만남,
옛 사진으로 서로를
알아가는 시간

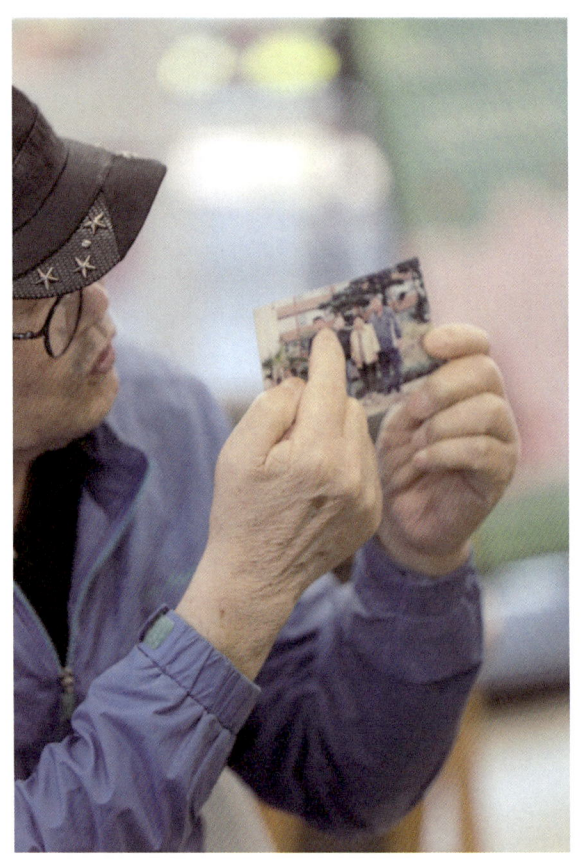

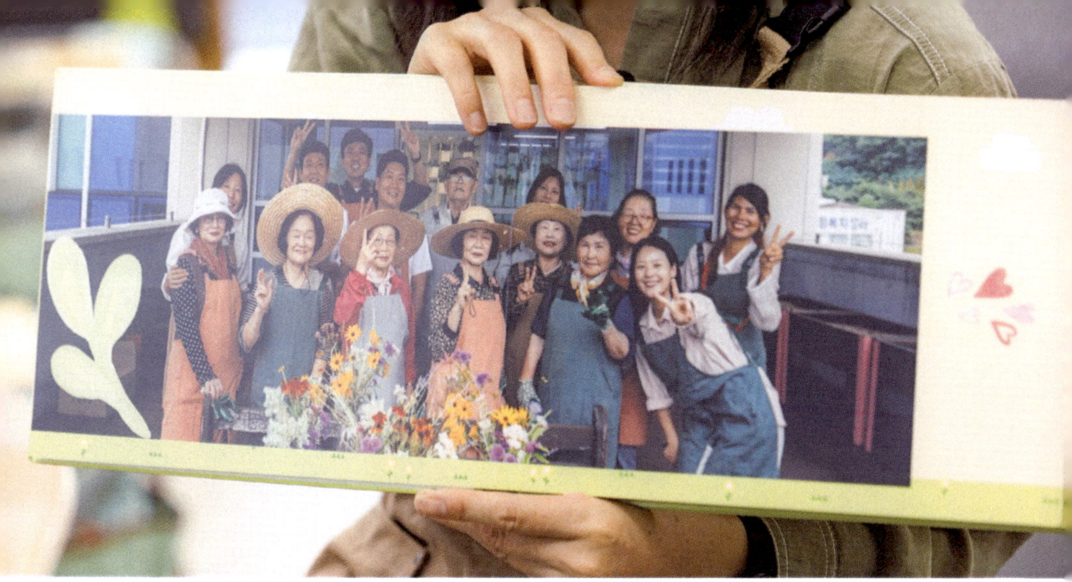

꽃으로 왕관을 만들어 머리에 써보며 수고한 자신을 다독이던 시간, 서울과 대구에서 손님들이 찾아와 정원에서 꽃을 따다 함께 가을꽃 화병을 만들던 기억, 그리고 땀 흘려가며 심은 에키나시아와 해변국화, 코스모스를 돋보기로 자세히 들여다보거나 정원에 찾아든 나비를 신기해하는 장면들도 담겨 있습니다.

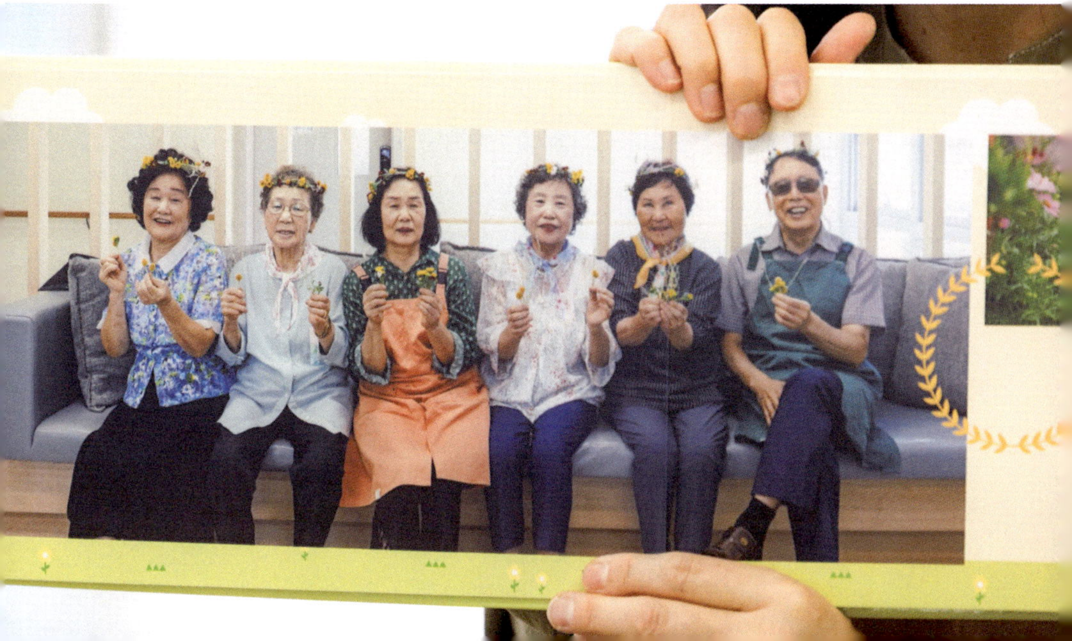

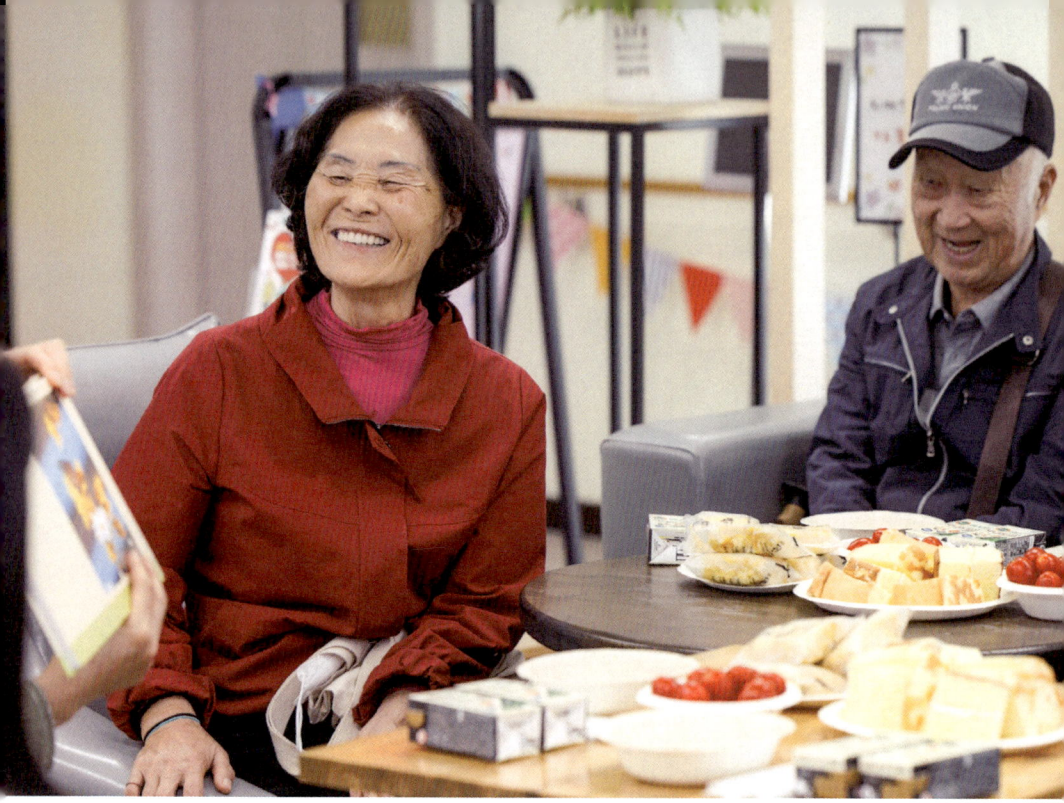

사진첩을 함께 보며 추억을 되새깁니다.

　　지난주 어르신들께 부탁드린 '정원치유 프로그램 참가 소감'에는 어떤 이야기가 담겨 있을까요? 정원 활동을 하면서 잡생각이 사라지고, 불안했던 마음이 편안해졌다는 혜숙 어르신의 글을 읽으며 지난 4월이 떠올랐습니다. 당시 기장군 보건소 치매안심센터의 정원을 리모델링하면서 어르신들에게 조금 더 친숙하고 인지에 도움이 되는 공간을 만들어 드리고 싶다는 마음을 가졌었죠. 그 과정에서 가장 중요하게 생각한 것은 바로 '장소안도감(いばしょ, 이바쇼)'이었습니다.

이바쇼는 단순한 물리적 장소를 넘어, 자신다움을 표현하고 소속감을 느낄 수 있는 공간을 뜻합니다. 디멘시아 뉴스에서는 이를 '장소 경험에서 느껴지는 느낌, 기분, 감정, 정동을 포함하는 개념'으로 설명하며, 돌봄이 필요한 어르신에게는 '자기 삶의 연속성을 느낄 수 있는 경험', '세상과 연결되는 디딤돌', '자신의 쓸모를 확인할 수 있는 자리', '과거의 내가 존재하는 곳', '나를 설명할 수 있는 공간'으로 나타날 수 있다고 합니다.

처음엔 낯설기만 했던 이 정원에서, 열여섯 번의 만남과 헤어짐을 통해 식물을 심고, 가꾸고, 관찰하면서 어르신들께서는 마침내 자신만의 '장소안도감'을 느끼셨을까요? 정원 곳곳에 남은 어르신들의 손길과 웃음, 땀 그리고 함께 나눈 이야기들이 그 답을 대변하는 듯합니다.

그 외에도 어르신들이 직접 써 주신 소감 중에는 "친구들과 함께하는 시간이 즐거웠다"라는 글이 많았습니다. 서울과 대구에서 손님들이 오셨을 때도, 낯설어하기보다는 오히려 어르신들이 더 활기찼던 모습이 기억납니다. 다음에도 정원치유 프로그램을 한다면 꼭 참여하고 싶다는 말씀과 함께 오늘 마지막 만남에 아쉬움을 전하시기도 하셨는데요, 매 회기를 준비하느라 애쓴 우리 팀에게도 큰 보람이 전해졌습니다.

"잡생각이 없어지고 불안했던 마음이 편해졌어요."

"여럿이 모여서 하니깐 매우 즐거웠어요.
 보람 있었습니다."

"재미있고 친구 만나서 좋았습니다."

"꽃과 나무를 심고 만지고
 냄새 맡는 것이 좋았습니다."

"어릴 때 흙으로 장난치며 놀던 것처럼 재미있었고
 소꿉장난하던 생각이 났어요."

"생전 처음 보는 꽃도 좋았고
 이번에 몰랐던 것을 알았습니다."

"식물 심고 만질 때 마음이 매우 편하고 즐거웠어요."

"라벤더 향기가 좋아요. 금목서 향이 기억나요."

"나이가 먹고 하면서 생전 해 보지 못한 것을
 한다는 것이 즐거웠어요."

"활동모습을 사진으로 보는 것이 좋아요."

"다음에도 하고 싶습니다. 꼭 합시다."

그럼 이제, 우리의 추억과 수고가 담긴 정원으로 나가 바람과 햇살 그리고 식물들을 느껴볼까요? 라벤더를 좋아하시는 종세 어르신은 주저 없이 라벤더 잎을 따서 향을 맡으시더니 이내 춘희 어르신에게도 권하시네요. 영택 어르신의 어머님은 층꽃나무 잎을 손으로 살짝 문질러 향을 음미하시기도 합니다. 우리는 이렇게 향을 통해 정원을 기억합니다.

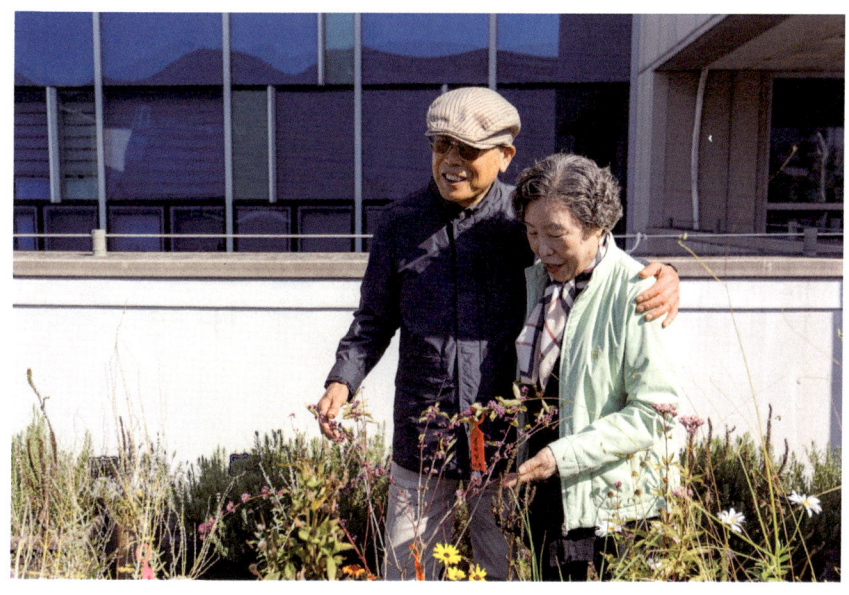

종세 어르신과 옥선 어르신.
화단 짝지와 함께 사진으로 오늘을 추억합니다.

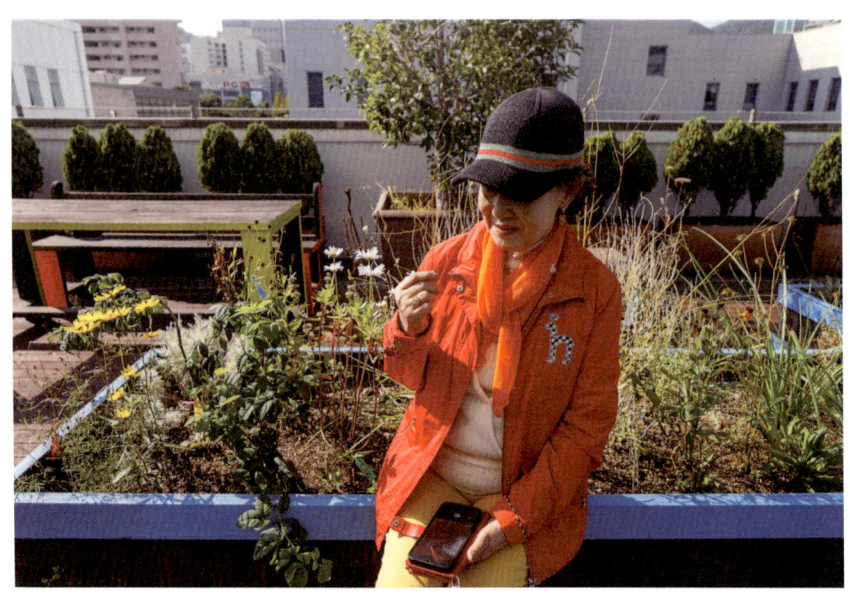

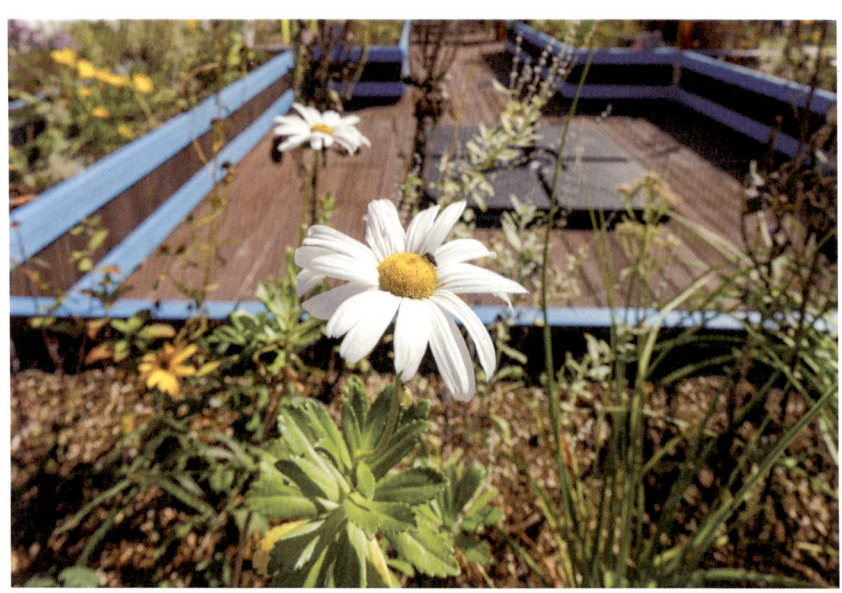

하얀 해국을 좋아하는 원순 어르신은
해국 옆에서 사진을 찍습니다.
꽃시장에 해국을 사러 가셨다네요.

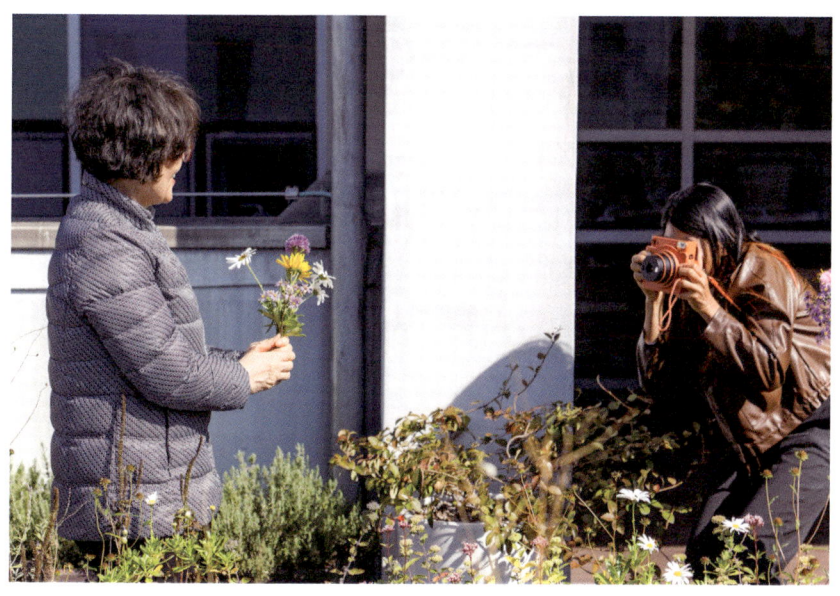

혜숙 어르신은 미니 손꽃다발을 만들며
나만의 방식으로 정원을 즐깁니다.

　시간 가는 줄 모르고 정원을 즐기다 보니, 어느새 헤어질 시간이 되었습니다. 식물 심기 전문가가 되신 어르신들에게 내년 봄을 기다리며 직접 꽃을 피워 보시기를 바라는 마음으로 핑크 튤립 구근을 선물로 드렸습니다.
　양파처럼 생긴 이 구근은 가을에 심으면 겨울 동안 뿌리를 내리고, 이듬해 봄에 아름다운 꽃을 피우는 생명의 씨앗입니다. 심을 때는 구근 높이의 2~3배 깊이로, 구근 사이 10~15cm 간격을 두어 꽃이 적당한 간격을 유지하도록 합니다. 처음 심을 때만 가볍게 물을 주고 겨울 동안은 별도로 물을 주지 않아도 됩니다. 심기 전까지는 통풍이 잘되는 서늘하고 건조한 곳에 보관하면 좋습니다. 내년 봄, 어르신들의 돌봄으로 핑크빛 튤립 꽃이 건강하게 피어나길 기대합니다.

　마지막으로, 어르신들과 함께한 정원치유의 추억 영상도 곧 완성될 예정인데요, 과연 어떤 따뜻한 순간들이 영상에 담겨 있을지, 그리고 어르신들이 어떤 소감을 전해 주셨을지 함께 기대해 주세요.

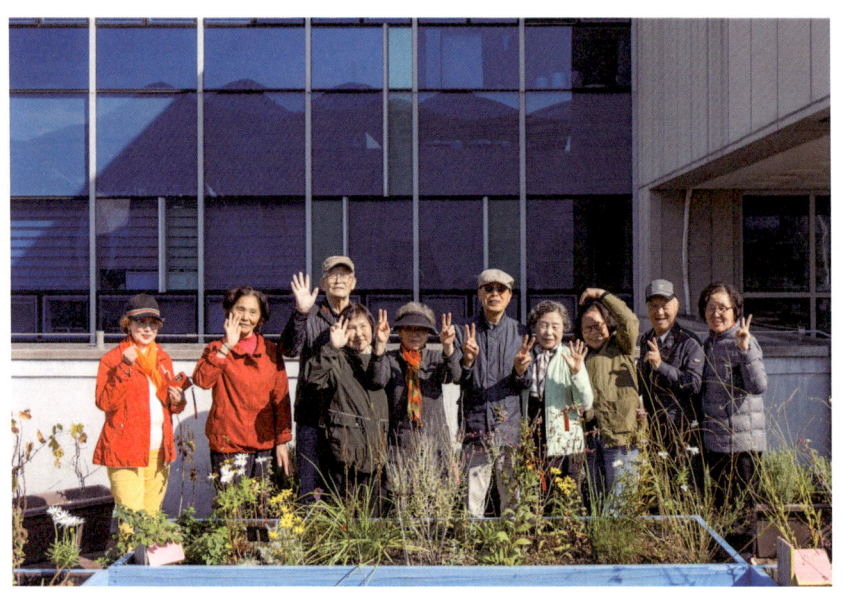

정원에서 다함께 찰칵, 마지막 순간을 기록합니다.

이 글을 쓰는 지금, 어르신들과의 열여섯 번째 만남은 이미 추억이 되어 사진 속에 남아 있습니다. 언젠가 지금의 우리가 사진 속의 우리를 다시 만나 2025년 봄, 여름 그리고 가을의 시간들을 웃으며 따스하게 이야기할 수 있는 날이 오기를 조심스레 기대해 봅니다.

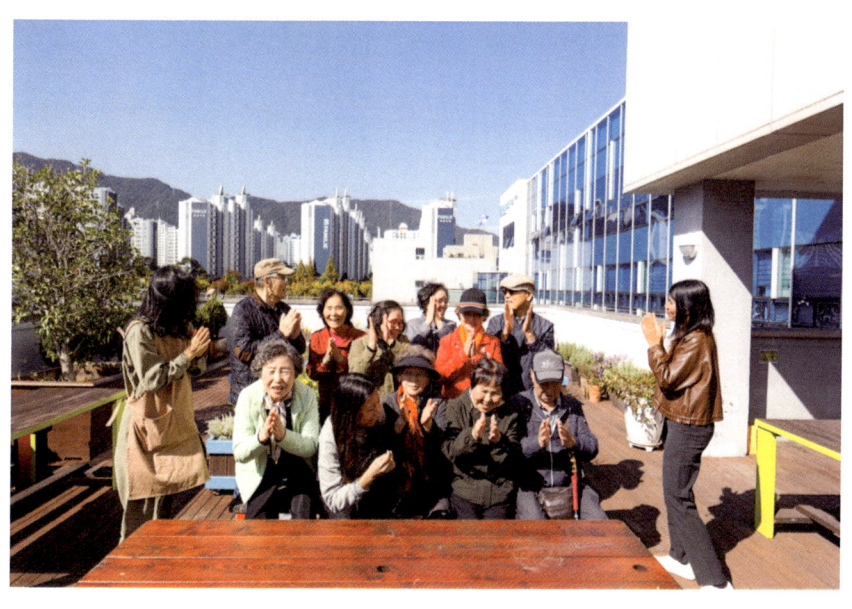

어르신들, 반가웠고 고마웠습니다.

감각의 정원

ⓒ 2025. 이혜숙 all rights reserved.

초판 1쇄 인쇄	2025년 11월 11일
초판 1쇄 발행	2025년 11월 24일
지은이	이혜숙
기획	㈜이이장
사진	정채영(인스타그램: @identity_anima)
펴낸곳	발코니
전자우편	yiyijanggarden@gmail.com
홈페이지	www.yiyijang.com
ISBN	979-11-92159-22-5
정가	16,800원

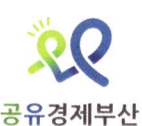

- 본 도서는 '부산 공유경제 활성화 지원사업'을 통해 제작되었으며, 사업 수행 기관인 ㈜이이장의 의뢰로 발코니가 출간한 자비출판도서입니다. 이에 도서 관련 문의는 ㈜이이장으로 부탁드립니다.

- 독자님의 개인 리뷰 목적을 제외한, 도서 내용의 재사용(인용, 발췌, 복제 등)을 희망하실 경우 반드시 ㈜이이장과 저자의 서면 동의를 받아야 합니다.